TRAITÉ SUR LES MOYENS DE GUÉRISON RADICALE

DES HERNIES

ET DES

MALADIES DE MATRICE

PARIS. — IMPRIMERIE VALLÉE, 16, RUE DU CROISSANT.

TRAITÉ

SUR LES MOYENS DE GUÉRISON RADICALE

DES

HERNIES

ET DES

DESCENTES DE MATRICE

SUIVI D'UN APERÇU SUR LE TRAITEMENT :

1° DES AFFECTIONS SECONDAIRES DES ORGANES GÉNITAUX DES DEUX SEXES. — 2° DE LA CHUTE DU RECTUM. — 3° DES HÉMORROIDES. 4° DES VARICES.

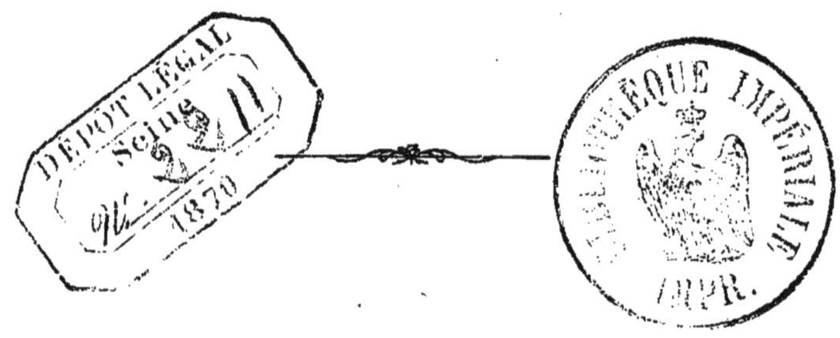

EN VENTE CHEZ L'AUTEUR

A. CREUZOT, Herniaire

332, RUE SAINT-HONORÉ, AU COIN DE LA RUE DU MARCHÉ

Et 72, Boulevard de Sébastopol, au coin de la rue Turbigo.

1870

PRÉFACE

Jusqu'à ce jour, la plupart des Traités *sur les* hernies *ne se sont occupés de cette affection qu'au point de vue de la médecine* opératoire *et ne renseignant en aucune façon les malades sur les* soins *qu'ils doivent y apporter.*

Nous avons donc cherché à faire connaître à nos lecteurs les symptomes *des maladies dont nous nous occupons, le traitement et les soins que réclament ces affections, et l'application des appareils destinés à les soulager ou à les guérir.*

Puisse notre essai être accueilli par le public avec toute la bienveillance que nous nous sommes efforcé de mériter !

INTRODUCTION

Avant de parler des HERNIES *et de leur origine, nous dirons quelques mots sur la constitution des parties où elles prennent naissance, et sur celles des intestins qui en sont la cause et qui, en outre, sont souvent le siége de quelques maladies différant de la* HERNIE *et que nous décrirons également.*

DÉFINITION GÉNÉRALE DES HERNIES

On a donné le nom de *hernie* à toute *tumeur* produite par le déplacement d'un *viscère*.

Dans le sens ordinaire, la hernie est une tumeur occasionnée par la sortie ou le déplacement des parties contenues dans l'abdomen. Il y a aussi les *hernies de la tête* et *celles de la poitrine*, mais celles de l'*abdomen* se présentent le plus ordinairement. La structure extrêmement délicate des parties du bas-ventre, les nombreuses ouvertures qui s'y trouvent, et le poids considérable des intestins, expliquent la fréquence des hernies dans cette région.

Les hernies de la tête et celles de la poitrine ne se présentent qu'à la suite d'accidents graves, telles que chutes, contusions, et, dans ces cas, il faut avoir recours à la chirurgie.

Nous ne nous occuperons ici que des hernies de l'abdomen.

DESCRIPTION ANATOMIQUE

DE L'ABDOMEN, DU BASSIN

et de quelques régions voisines.

L'abdomen est une cavité bornée en avant par les *téguments* du ventre; en arrière par la *colonne vertébrale* et le *sacrum;* en haut par un *muscle* nommé *diaphragme,* qui le sépare de la poitrine, et en bas par le *bassin.* Il se divise en trois régions : 1° la région supérieure, qui s'étend de l'estomac jusqu'auprès du nombril, est appelée *épigastrique;* 2° la *médiane* ou du centre se termine à la région *iliaque;* 3° l'inférieure, nommée *hypogastrique,* s'étend jusqu'au *pubis.*

Cette cavité présente un certain nombre d'ouvertures; les principales sont : 1° L'*ombilic,* ordinairement formée par les *vaisseaux* ombilicaux; 2° L'*anneau inguinal* qui livre passage aux vaisseaux spermatiques et au canal déférent chez l'homme; 3° L'*arcade crurale,* où passent les vaisseaux des membres inférieurs.

C'est par ces ouvertures que se forment les hernies, qui sont de trois sortes, et que l'on nomme, selon leur situation, *inguinales, crurales* ou *ombilicales.*

L'abdomen, dans sa partie interne, est tapissé par une membrane *séreuse* appelée *péritoine* ou *toilette.*

Dans quelques hernies, le péritoine n'est pas toujours entraîné par les organes qui viennent au dehors former la tumeur. Mais dans presque tous les cas, le péritoine, poussé par les viscères, qui tentent à s'engager dans les ouvertures dont nous venons de parler, forme une poche appelée *sac herniaire.* La forme et la dimension du sac herniaire sont très-variées; il peut avoir le volume d'une noisette, ou, dans les cas extrêmes, atteindre le développement d'une tête d'adulte.

La *région inguinale,* à travers laquelle se forment les hernies de ce nom, doit fixer toute l'attention du praticien.

Les téguments qui recouvrent la région inguinale sont minces et sillonnés de plis parallèles à l'arcade crurale. Le *tissu cellulaire,* qui les unit aux tissus sous-jacents, est *filamenteux* et moins chargé de graisse que celui des autres parties de la paroi abdominale antérieure. Derrière ces parties se trouve une couche de tissus cellulaires que l'on appelle *fascia superficialis,* et qui se prolonge en bas sur les *ganglions* inguinaux, et jusqu'à l'*aponévrose* de la cuisse, en dehors, vers les muscles fessiers, en dedans, sur la racine de la verge, où elle se confond avec le tissu sous-cutané, et enveloppe en haut toutes les parties de l'abdomen.

A l'ouverture inguinale, vis-à-vis du *muscle grand oblique,* le fascia contracte des adhérences avec le contour de l'anneau; il forme autour du *cordon testiculaire* une enveloppe mince et extensible, qui se prolonge jusqu'à la *tunique vaginale ;* il se confond souvent avec le *faisceau fibreux* qui fixe le testicule au scrotum.

Chez la femme, le *ligament* rond de la *matrice* est recouvert dans toute sa longueur par une enveloppe semblable.

Derrière ce feuillet, que plusieurs opérateurs considèrent comme le prolongement de l'*aponévrose* de la cuisse, on trouve la partie inférieure de l'aponévrose du muscle oblique externe, composée de petites bandelettes. Ces bandelettes, croisées à angles aigus par d'autres fibres, forment un tissu assez fort, qui, en se repliant vers le bas, donne naissance à l'arcade crurale. En avant, et à trois centimètres du pubis, ces fibres s'écartent et limitent une ouverture presque triangulaire, qui est l'*anneau inguinal*. La base de cet anneau est au pubis ; son grand diamètre est parallèle à l'arcade crurale, et se dirige obliquement d'arrière en avant, et de haut en bas. Les fibres inférieures du muscle oblique interne ont une direction à peu près transversale : de l'*épine iliaque* antérieure et supérieure, ainsi que de la partie externe de la gouttière formée par l'arcade crurale, elles vont se fixer au pubis, derrière le *pilier de l'anneau*.

Derrière ces fibres, et ordinairement uni avec elles, se trouve le bord inférieur du *muscle transverse* de l'abdomen, qui a les mêmes attaches, bien qu'il s'étende un peu moins bas que le *petit oblique*.

La face interne des muscles abdominaux est tapissée par un tissu fibreux plus ou moins épais ; ce feuillet prend naissance en dehors de la *lèvre interne* de la *crête iliaque*, au milieu de la partie supérieure de l'arcade crurale, et en dedans du tendon du muscle droit; il se relève ensuite et se répand à la face interne des parois abdominales. Vis-à-vis du *tiers externe* de l'arcade crurale, et à vingt millimètres environ au-dessus d'elle, le fascia tapisse la paroi externe de l'anneau inguinal et forme l'entrée du canal de ce nom; il livre passage chez l'homme au cordon testiculaire, et chez la femme au ligament rond de la matrice. Ce canal se termine à l'endroit où le cordon et les *vaisseaux spermatiques* arrivent au testicule.

L'*artère épigastrique* se porte presque horizontalement en arrière, près de la partie aiguë de l'orifice crural; puis elle remonte et gagne la partie interne du fascia; la *veine épigastrique* suit le même trajet.

Parallèlement à ces vaisseaux, on trouve un cordon fibreux, formé par l'*artère ombilicale*, et se dirigeant de la vessie vers l'ombilic.

Le péritoine, situé derrière le fascia transversalis, s'étend sur toutes les parties indiquées plus haut, les recouvre, et présente des saillies et des enfoncements ou fosses remarquables; l'une de ces fosses internes est petite, limitée en dedans par le tendon du muscle droit, et en bas par l'arcade crurale; une autre externe, plus large et plus profonde, a la forme d'un cône creux, dont la base s'étend en bas et en dedans, vient se fixer sur l'arcade crurale, et contient chez certains sujets plusieurs circonvolutions ou contours de *l'intestin grêle*. Au fond de cette fosse se trouve l'orifice du *canal inguinal*. On observe à cette place un petit enfoncement résultant, chez les jeunes sujets, de *l'oblitération* du *conduit séreux*, étendu de la tunique vaginale à la cavité abdominale. La largeur de ces enfoncements varie, suivant que le cordon fibreux est plus ou moins rapproché du pubis. Ce ligament qui, dans les hernies inguinales ordinaires, est toujours fixé au côté interne du *collet du sac* est, dans les hernies inguinales ou crurales externes, tantôt en dedans et tantôt en dehors.

La région de *l'aine* présente un canal oblique prolongé de haut en bas et de dehors en dedans, entre les plans musculeux formant cette partie de *l'enceinte abdominale;* l'orifice supérieur de ce canal est formé par l'ouverture du fascia; l'orifice inférieur correspond à l'anneau sus-pubien. La paroi inférieure présente *un plancher fibreux* formé par l'arcade crurale; à sa face antérieure, le muscle oblique interne la sépare de *l'aponévrose* du *grand oblique*, qui constitue la paroi du canal près de l'anneau. A la face postérieure de ce plancher fibreux, le *transverse*, puis *l'oblique interne* et le bord du canal *sus-pubien*, limitent l'ouverture inguinale. Le cordon testiculaire, ou le ligament rond de la matrice, glisse sous le bord inférieur du muscle transverse, plus bas, et en dedans, perfore le muscle oblique interne, dont il entraîne les fibres. Il franchit ensuite l'aponévrose du muscle oblique externe, en suivant un trajet de trois à quatre centimètres.

A sa sortie du canal inguinal, le testicule entraîne avec lui des fibres du muscle grand oblique interne, qui franchissent l'anneau et descendent plus ou moins bas sur *la gaîne du cordon.*

DES INTESTINS

On désigne sous le nom *d'intestin* la portion du canal alimentaire qui forme un long conduit *musculo-membraneux*, logé dans la cavité abdominale qui s'étend depuis *l'estomac* jusqu'à l'*anus*; il remplit une double fonction : sa partie supérieure est le lieu où se continue la *chimification* et que s'opère l'absorption du *chyle;* sa partie inférieure est le réservoir dans lequel les parties non nutritives des aliments séjournent jusqu'à leur expulsion.

On estime que la longueur du canal intestinal chez l'homme, égale six ou sept fois celle du corps entier; il est très-replié sur lui-même et forme de nombreuses circonvolutions; plusieurs replis du péritoine le suspendent dans la cavité abdominale, et le rendent, ou fixe, ou mobile, suivant que ces replis sont courts, ou qu'ils ont une certaine longueur, une certaine *laxité*.

D'un calibre d'abord assez étroit, il s'élargit ensuite, ce qui le fait distinguer en *intestin grêle* et en *gros intestin*. L'intestin grêle forme à lui seul environ les quatre cinquièmes du conduit entier; il se compose du *duodenum*, du *jejunum* et de *l'iléon*. Le gros intestin se continue avec l'iléon dans la région iliaque droite, et à l'endroit de la jonction, il existe une *valvule* dite *iléo-cœcale*, disposée de telle sorte que le contenu du canal passe aisément de l'intestin grêle dans le gros. Le gros intestin se compose également de trois portions, le *cœcum*, le *côlon* et le *rectum*.

La structure du canal intestinal est à peu près la même dans toute sa longueur; il se compose :

1° D'une *membrane séreuse extérieure*, qui ne lui est qu'accessoire, attendu que c'est une dépendance du péritoine ; cette membrane, après avoir tapissé la cavité abdominale, se replie sur l'intestin, l'embrasse entre deux lames et forme les *mésentères* auxquels il se trouve suspendu; elle manque en plusieurs points du canal;

2° De deux plans de fibres musculaires, l'un

externe, l'autre interne; ce dernier, plus épais que l'autre, est formé de fibres, qui se réunissent obliquement entre elles et ressemblent à des anneaux enveloppant l'intestin. Le plan externe est un assemblage de fibres longitudinales, formant une tunique qui agit à peu près à la façon des artères;

3° Enfin, d'une membrane muqueuse qui en forme la surface interne; cette membrane, assez serrée sur la face qui adhère aux autres tuniques de l'intestin, est, au contraire, molle à sa face libre; toujours humide, elle présente des replis circulaires qui varient suivant le point du canal où on l'examine.

Ces replis ont reçu le nom de *valvules conniventes;* ils sont assez développés dans la partie supérieure du conduit; depuis l'orifice *pylorique,* ils diminuent de nombre et de volume jusqu'à l'extrémité du *pylore.* A partir de cette portion du canal jusqu'au bord de la valvule *iléo-cœcale,* on remarque de petits prolongements ou saillies, molles, flexibles, appelées *villosités,* qui couvrent la surface de certaines muqueuses de *l'appareil digestif.*

En général, les valvules ont de cinq à six millimètres de saillie, et elles enveloppent la circonférence de l'intestin; leur nombre et leur volume diminuent à mesure que l'on descend.

Les villosités ont à peu près la forme d'un feuillet élargi à sa base et rétréci à son sommet. Le plus souvent, ces villosités sont contournées sur leur axe, et ont un peu la forme spirale.

Dans l'épaisseur de la membrane muqueuse de l'intestin grêle, on remarque une grande quantité de *follicules mucipares;* les plus petits n'ont pas reçu de désignation propre; les plus volumineux représentent une sorte de grappe, et s'appellent *glandes de Payer,* et quand ils sont isolés, ce sont les *glandes de Brunner.* Ces glandes existent surtout à la *muqueuse duodénale,* sous forme de petits grains ronds ou aplatis, grisâtres, quelquefois *prismatiques, granuleuses,* et les *culs-de-sac* sont allongés. Les glandes de Payer existent surtout dans l'iléon; elles sont composées de vésicules, closes sans conduit excréteur, ovoïdes, soulevant un peu la muqueuse à travers laquelle elles se trouvent. Au niveau de ces glandes, cette muqueuse manque de villosités, mais elle en possède dans les intervalles qui les séparent, ou à leurs lignes de contact.

On remarque que les trois membranes du canal intestinal sont unies les unes aux autres par un tissu cellulaire. Les différences que le canal intestinal présente, dans les divers points de son étendue, lui font donner plusieurs noms, ainsi que nous l'avons déjà dit, l'intestin grêle et le gros intestin. Les limites en sont marquées par la valvule iléo-cœcale, qui laisse passer les matières du supérieur dans l'inférieur, mais ne leur permet pas de refluer de celui-ci dans l'autre.

L'intestin grêle, qui fait suite à l'estomac, est la partie la plus longue du canal ; les contours ou circonvolutions qu'il forme, remplissent la partie moyenne de l'abdomen, la région ombilicale et l'hypogastrique. Il communique avec le gros intestin dans la région iliaque droite ; assez fixe dans son commencement, il devient libre et flottant dans le reste de son parcours. Sa membrane musculeuse est assez mince ; le plan des fibres longitudinales, c'est-à-dire l'externe, est plus mince que l'interne. L'intestin grêle, seul, présente des valvules conniventes ; c'est dans l'intérieur de celui-ci que le suc *pancréatique* et la bile sont amenés, et que se continue la chimification commencée dans l'estomac.

Le gros intestin, qui est le prolongement du grêle, est beaucoup plus court ; sa longueur est de un mètre soixante à soixante-cinq centimètres ; il n'est pas parfaitement cylindrique ; sa surface offre des inégalités dues à une grande quantité d'élévations et d'enfoncements alternatifs ; il est moins flottant que l'intestin grêle. Il commence à la région iliaque droite, se dirige le long du flanc droit jusqu'au-dessous du foie, traverse l'abdomen pour gagner le flanc gauche, redescend dans la région gauche pour arriver dans le bassin, et suit *le sacrum* pour se terminer à l'anus. Il occupe tout le pourtour de l'abdomen en contournant l'intestin grêle.

On remarque que ses fibres longitudinales forment trois bandes étroites plus courtes que les membranes internes, et séparées par des intervalles assez larges ; son diamètre est, à l'état ordinaire, de quarante à cinquante millimètres.

DE LA MATRICE

On appelle *matrice* ou *utérus* l'appareil destiné à porter le produit de la conception, depuis la fécondation jusqu'à la naissance. La matrice est située dans la cavité du petit bassin, entre la vessie et le rectum au-dessous des intestins; son fond se trouve en haut, et son ouverture en bas. Un peu rétrécie vers son sommet, elle a de sept à huit centimètres de longueur, quatre à cinq centimètres de largeur, et environ deux centimètres d'épaisseur. Extérieurement, elle présente une face antérieure ou *pubienne*, une postérieure ou sacrée, un bord qui forme son sommet ou fond.

On y remarque aussi trois angles : deux supérieurs, appelés *angles tubaires*, en raison de leur situation près des *trompes utérines*, et un inférieur qui forme le col ; ce dernier, long de deux à trois centimètres, est embrassé par le *vagin* où il forme une petite saillie d'environ un centimètre.

On distingue, à l'extrémité de la petite saillie dont nous venons de parler, une fente transversale à rebords arrondis, qui forme l'orifice de la matrice et que l'on appelle *museau de tanche*.

L'utérus commence à se développer par le *col*, de sorte que celui-ci est, dans les derniers mois de la *vie embryonnaire*, beaucoup plus volumineux relativement qu'à toute autre époque de la vie.

Le corps est marqué par un renflement vers les trompes : plus tard, vers le cinquième mois de la *vie intra-utérine*, le corps de l'utérus a à peu près le sixième de la longueur de l'organe ; il est mince, flexible en tous sens, flottant sur le col ; celui-ci est d'autant plus volumineux qu'on l'examine à sa partie inférieure ; on remarque, à l'union des deux parties, un étranglement très-prononcé sur les côtés, et un amincissement d'avant en arrière. A la naissance de l'enfant, le corps de l'utérus forme à peu près le quart du volume de cet organe chez un sujet adulte. A partir de cette époque le corps de l'utérus se développe peu à peu, de façon que la matrice a atteint, à l'âge de dix ans, de quarante-cinq à cinquante millimètres de longueur.

Depuis l'*état fœtal* jusqu'à la conception, l'*antéflexion* n'est pas l'état normal de l'utérus ; jusqu'à l'état de *puberté* cette situation est favorisée par les relations de l'utérus avec les organes qui l'environnent. Les déviations, à droite, à gauche, en avant, en arrière, sont produites par des pressions exercées de différents côtés sur l'utérus, dont la capacité intérieure est divisée en *cavité du corps* et *cavité du col*. La première de ces cavités a la forme triangulaire, chez la femme à l'état ordinaire ; elle est très-petite et se termine, à sa partie supérieure, par les *orifices des trompes*, et la portion de l'utérus située au-dessus forme le fond de la matrice.

La cavité du corps se termine inférieurement par une ouverture plus large appelée *orifice utérin*. La cavité du col est un canal de trente-deux à trente-cinq millimètres de longueur aplati d'avant en arrière, et un peu moins large vers les extrémités qu'au milieu. On rencontre des glandes qui sont les unes des follicules, les autres des glandes en grappes. On remarque les premières dans la partie supérieure de la *muqueuse*, sur la crête des plis horizontaux de l'*arbre de vie*, ou sur les parties latérales qui séparent ces plis. Très-rapprochés les uns des autres, les bords de leur ouverture présentent souvent de petites éminences plus ou moins saillantes sur la crête des plis; ils sont perpendiculaires à la surface de la muqueuse, ou quelquefois dirigés obliquement en avant, leur ouverture regardant du côté du col.

Les glandes, ayant plusieurs culs-de-sac, viennent s'ouvrir dans une cavité commune; la muqueuse du col, épaisse de deux ou trois millimètres, est très-adhérente au tissu musculaire; la muqueuse du corps est aussi adhérente; elle s'en sépare vers la fin de la grossesse; lorsqu'elle est molle, elle a, à l'état ordinaire de quatre à six millimètres d'épaisseur, selon l'âge du sujet, elle est lisse, sans villosités; elle contient des *follicules flexueux* terminés en culs-de-sac et s'ouvrant en forme de godet à la surface de la muqueuse; leur *épithélium* est *nucléaire*.

On remarque sur la muqueuse de petites artères, et de petites *veines spiroïdes*, parallèles aux glandes, et qui, lors de leur dilatation au niveau du *placenta*, forment les sinus à parois minces et molles de la *sérotine*, qui disparaissent entre les *cotylédons* et les artères *placentaires*, et finissent par s'épanouir en un réseau *épithélial* à mailles serrées dont les contours sont sillonnés par des *capillaires* assez flexueux. On remarque que ces réseaux remplissent un grand rôle dans le développement de l'œuf et dans la menstruation.

Le tissu interposé aux follicules de faisceaux de fibres lamineuses remplies vers le milieu, et amincies aux extrémités; on y rencontre un grand nombre de noyaux à peu près analogues aux noyaux *ambryoplastiques* avec une petite quantité de *matière amorphe* granuleuse. On rencontre aussi quelques cellules, comme celles de l'*ovisac;* ces cellules augmentent de nombre et de volume pendant la grossesse; elles deviennent également granuleuses; leur noyau s'*hypertrophie*, et bientôt, on voit s'y former un *nucléole*. L'épaisseur de la muqueuse utérine au commencement de la grossesse, et son étendue assez considérable par la suite, sont dues à la multiplicité et à l'augmentation de ces cellules. La structure utérine change au niveau de l'orifice des trompes; là, la muqueuse manque de follicules et est très-mince; ces follicules sont plus larges et plus courts vers le col.

Les muqueuses du corps et du col contiennent un certain nombre de fibres-cellules.

L'utérus est recouvert par le péritoine qui se réfléchit de la face postérieure de la vessie et de la face antérieure du rectum, forme deux feuillets, s'adossant sur les parties latérales de l'organe, et comprenant dans leur écartement les trompes et les *ligaments ronds*. Au-dessous de cette membrane séreuse, on trouve le tissu propre de la matrice; ses différentes parties augmentent le volume pendant la grossesse; après l'accouchement elles diminuent peu à peu, et les fibres-cellules de la face interne de la *couche musculaire utérine*, sont en peu de temps dépourvues des granulations moléculaires qui s'étaient formées dans leur épaisseur. Les fibres du tissu propre forment d'abord au-dessous du péritoine une première couche mince, élastique, musculeuse. Ensuite, vient une autre couche plus épaisse de fibres transversales, qui, divisé en plusieurs plans, vont converger vers les trompes, les *ligaments de l'ovaire*, le ligament rond et les ligaments postérieurs.

Deux sortes d'artères arrivent à l'utérus, les *artères utérines*, formées par l'artère hypogastrique, pénètrent par les côtés de son col; les *artères ovariques*, provenant de l'*aorte*, pénètrent dans le ligament large, se répandent à l'ovaire et arrivent au bord du corps de l'utérus : hors l'état de grossesse, toutes ces artères sont très-serrées, et repliées sur elles-mêmes un certain nombre de fois. Les veines présentent des dilatations auxquelles on a donné le nom de *surus utérins ;* elles vont rejoindre la veine iliaque interne, d'un côté, et de l'autre, les veines ovariques ; pendant la gestation, ces organes très-dilatés sillonnent les *plans charnus*. On remarque que les nerfs viennent du *plexus sacré* et du système ganglionnaire par les plexus rénaux et hypogastriques.

Pendant la grossesse, l'utérus augmente de volume, et il revient assez rapidement sur lui-même après l'expulsion du *fœtus ;* il a alors une forme globuleuse et fait saillie dans l'*hypogastre,* puis devenant de jour en jour plus serré, il reprend, du huitième au quinzième jour, après l'accouchement, sa place normale, derrière le pubis ; mais ce n'est qu'après cinq ou six semaines qu'il revient à son volume ordinaire, à l'état de *vacuité.*

La matrice est maintenue dans sa position par les ligaments larges, replis membraneux formés de l'adossement de deux feuillets du péritoine, et s'étendant des bords de cet organe aux côtés du petit bassin. Dans la partie du ligament large dite *aileron moyen,* on remarque les *trompes de Fallope,* deux conduits longs de neuf à douze centimètres qui naissent de chacun des côtés des angles de la matrice et se portent à l'ovaire correspondant ; sur les côtés du détroit supérieur du bassin, leur paroi forme des fibres-cellules longitudinales et circulaires, disposées en faisceaux. La trompe n'est point un prolongement du tissu de l'utérus, mais bien un organe distinct, qui en traverse de part en part la paroi musculaire ; elle a sa muqueuse propre, une tunique propre, formée par un tissu lamineux ; un petit filament s'étend du pavillon à l'extrémité externe de l'ovaire ; ce dernier se trouve embrassé dans le repli du ligament large que l'on appelle aileron postérieur. C'est de son extrémité interne que part le ligament de l'ovaire, qui s'attache à l'angle correspondant de l'utérus, au-dessous et en arrière de la trompe. On voit aussi dans l'aileron antérieur du ligament large, les cordons sus-pubiens ou ligaments ronds, ils prennent naissance aux bords latéraux de l'utérus, un peu au-dessus et en avant des trompes ; ils traversent le canal inguinal et se terminent dans le tissu cellulaire du *mont de Vénus*, de l'aine et des grandes lèvres.

La matrice est maintenue par les replis *péritoneaux* qui forment ses ligaments larges, et par les cordons ou ligaments ronds ; elle est aussi soutenue par les tissus cellulaires qui l'environnent, ainsi que par la portion du péritoine qui entoure la partie latérale et la partie supérieure en reliant la vessie et le rectum.

DÉNOMINATION ET ORIGINE DES HERNIES

On a donné aux hernies différents noms, selon les endroits d'où s'échappent les parties qui les forment, etc.

Les hernies situées depuis les fausses côtes jusqu'à l'ombilic se nomment hernies *ventrales*.

Celles qui sortent par l'anneau ombilical, ou près de cette région, s'appellent *exomphales* ou *ombilicales*.

Celles qui ont lieu dans l'aine, s'appellent *hernies*

inguinales, parce qu'elles sont sorties par l'anneau de ce nom; si elles descendent dans les bourses chez l'homme, elles sont dites *scrotales*.

Les hernies qui passent au-dessous du ligament de Fallope, et qui ont leur siége tout à fait au pli de la cuisse, le long des vaisseaux cruraux, s'appellent hernies crurales.

Celles qui se manifestent à la ligne blanche, au-dessous du *cartilage xyphoïde*, s'appellent *hernies de l'estomac*.

On a donné le nom d'*épiplo-entérocèle* à la hernie formée de l'épiploon et de l'intestin.

Celles qui sont formées de l'intestin se nomment *entérocèles*.

La hernie, formée par la vessie et par une anse intestinale, est nommée *entéro-cystocèle*.

On appelle *entéro-hydromphale*, la hernie composée de l'intestin avec un amas de sérosité dans le sac herniaire.

La hernie intestinale, compliquée de l'hydrocèle, se nomme *entero-hydrocèle*.

Quand la hernie est descendue dans le scrotum, on l'appelle *entéroschéocèle*.

Si elle est composée de l'intestin seul, on l'appelle aussi *hernie scrotale*.

On a aussi donné le nom d'*entéro-sarcocèle*, à la hernie intestinale compliquée du *sarcocèle*.

La hernie ombilicale, formée de l'intestin, se nomme *entéromphale.*

Entérischiocèle est le nom donné à la hernie sortie par l'échancrure *ischiatique.*

Lorsque les hernies, sorties dans la région de l'aine, descendent dans les bourses chez l'homme, et dans les grandes lèvres chez la femme, elles sont appelées hernies *complètes.*

Les hernies sont, ou simples, ou compliquées; au début, la hernie simple forme une tumeur molle sans inflammation, qui disparaît quand le malade prend la position horizontale, ou à l'aide d'une légère pression exercée sur l'anneau avec le doigt.

Lorsqu'elle est composée de l'intestin, la hernie est ronde, molle, et rentre facilement en faisant un petit bruit ou gargouillement.

La tumeur formée par l'épiploon est molle, pâteuse, inégale, et ne produit en rentrant aucun gargouillement; elle est très-glissante; elle peut donc être facilement distinguée de l'entérocèle, par les malades.

La hernie formée par une portion de la vessie déplacée, et que l'on nomme cystocèle, disparaît presque toujours aussitôt que le malade a uriné, ou lorsqu'on la comprime en l'élevant un peu; ces mouvements font rentrer l'urine de la portion déplacée dans la vessie.

Dans les hernies compliquées, on remarque généralement des signes particuliers de plusieurs espèces de hernies simples.

Dans celles qui sont compliquées d'adhérence seulement, la tumeur qui les constitue ne rentre pas, ou peu.

Lorsque les hernies sont compliquées de l'étranglement, les parties déplacées qui les forment ne rentrent pas ; une grande inflammation se déclare au point de sortie de la tumeur, en resserre encore l'ouverture, occasionne une compression des parties déplacées, et suspend la circulation. Aussitôt le malade est pris de vives douleurs dans tout l'abdomen, telles que, coliques, vomissements, nausées, fièvre, suppression des selles, ainsi que de mouvements convulsifs du corps, d'affaiblissement et de concentration du pouls, de refroidissement des extrémités, etc.

Les accidents se produisent plus ou moins vite, mais la gangrène est imminente, si on n'a promptement recours aux applications que nous indiquerons dans les cas d'étranglement, et au moyen desquelles nous avons obtenu les résultats les plus heureux.

Chez les sujets de tout âge, les tumeurs internes

sont celles qui se forment en dedans de l'artère épigastrique ; et on nomme externes, celles qui se trouvent en dehors de cette artère.

Les hernies survenues par accidents diffèrent des hernies congénitales, en ce sens que chaque portion herniée se trouve contenue dans un sac particulier.

Nous avons souvent remarqué des sujets chez lesquels les testicules remontent fréquemment vers les anneaux et s'y engagent même quelquefois ; cette situation peut avoir de graves inconvénients. Ce fait anormal a lieu, quand le cordon spermatique se trouve engorgé et ondulé. On doit chercher à faire descendre l'organe ou les organes, en prenant des bains locaux, chauds ; en faisant des applications émollientes sur le trajet des cordons spermatiques, en exerçant de temps en temps une douce pression de haut en bas sur le testicule, afin d'en faciliter la descente.

On rencontre aussi, souvent, des sujets chez lesquels les testicules restent toujours à l'anneau inguinal, c'est-à-dire qu'ils ne franchissent jamais complétement cette ouverture. Cet état n'empêche pas l'accomplissement des fonctions dans l'union des sexes.

Nous devons dire ici un mot sur l'application de l'appareil, dans le cas où les organes restent vers l'anneau, et entretiennent cette ouverture constamment dilatée; le bandage doit être très-souple, la pelote douce, de forme poire et de petite dimension; elle doit être munie d'un coussinet; car, si elle était dure, les cordons spermatiques et les vaisseaux se trouveraient irrités, et un engorgement ou des affections plus graves s'ensuivraient bientôt. Il faut aussi que le bandage soit bien approprié à la conformation du sujet, afin qu'il ne se déplace pas dans les mouvements du corps.

Les hernies graisseuses ressemblent aux hernies congénitales, en ce qu'elles n'ont pas de sac; elles ne sont recouvertes que par les enveloppes du testicule ou par celles du cordon.

Après avoir signalé les particularités les plus remarquables des régions où se forment les hernies intestinales, nous en distinguerons de plusieurs espèces, suivant qu'elles ont lieu chez les enfants avant l'oblitération du canal qui fait communiquer la tunique vaginale avec le péritoine, ou qu'elles surviennent chez des sujets âgés.

Chez les enfants, on remarque les hernies congénitales qui se trouvent sur le prolongement de la tunique du testicule.

Cette hernie congénitale ou de naissance se distingue des autres, en ce que la portion d'intestin ou d'épiploon sortie se trouve en contact direct avec le testicule, c'est-à-dire dans la même enveloppe que cet organe. Voici comment se forme cette hernie : un peu avant la naissance de l'enfant, les testicules sont placés chez le fœtus dans le bas-ventre, un peu au-dessous des reins, ils passent ensuite dans les bourses ; la partie supérieure de l'enveloppe ou sac qui les contenait s'oblitère, l'inférieure restée libre devient la tunique vaginale.

Il est difficile de préciser exactement le moment où le canal se ferme. Cependant plusieurs anatomistes distingués pensent que l'oblitération a lieu peu après la descente des testicules ; lorsque ceux-ci restent longtemps à effectuer leur déplacement, il existe une dilatation assez marquée du canal par lequel passe une portion d'intestin qui se trouve entraînée vers les bourses avec la glande testiculaire. Ce déplacement constitue la hernie congénitale. Au contraire, si le testicule franchit promptement le canal sans y séjourner, la nature le ferme immédiatement, et l'accident n'a pas lieu.

Le déplacement des viscères abdominaux à travers l'anneau provient de causes semblables à celles qui déterminent les autres espèces de hernies. Cependant, les hommes y sont plus exposés que les femmes, en raison du diamètre plus considérable chez eux de l'anneau inguinal, de la faiblesse de l'aponévrose du muscle oblique externe, de la largeur de son ouverture, de la profondeur des enfoncements formés par le péritoine ; les excitations génitales trop souvent réitérées sont aussi des causes qui prédisposent aux hernies inguinales. Il est démontré que le gonflement des vaisseaux spermatiques, pendant l'action du coït, favorise les hernies par suite de leur dilatation, de leur faiblesse, soit dans la gaîne du cordon, soit dans le canal inguinal. Les efforts violents, les secousses, les contusions, les chutes, les écarts, les contractions du diaphragme trop longtemps soutenues et réitérées sont autant de causes déterminant la sortie des viscères au dehors de la région abdominale.

A son début, la tumeur est légère, peu apparente, et souvent le malade ne s'en préoccupe pas assez. La hernie en se formant est recouverte par des téguments plus ou moins distendus, selon la résistance des tissus.

On a remarqué que certaines hernies contractent des adhérences avec la paroi de l'anneau. Ainsi, nous avons quelquefois observé, chez le même sujet, deux hernies inguinales du même côté.

En août 1867, nous avons soigné M. Ch., du Pas-de-Calais, qui se trouvait dans cette situation. Cette complication peut aussi résulter d'une hernie de naissance avec une hernie survenue par accident, mais ces cas se présentent rarement.

Les hernies du bas-ventre sont beaucoup plus fréquentes ; les variations de volume des viscères, la pression qu'ils exerçent, la distension des tissus occasionnent leur formation.

Le sac herniaire étant formé, se porte sur les parties les moins résistantes, telles que l'ouverture d'un canal ou d'un écartement fibreux ; poussé par les intestins, il s'y engage, et à la moindre pression produite par la toux, à la moindre secousse, fait céder le péritoine, qui se dilate, et passe par l'une des ouvertures dont nous venons de parler. Il forme alors une tumeur, d'abord très-petite, mais qui augmente de jour en jour, surtout si le sujet se fatigue beaucoup, ou s'il tousse.

On distingue des hernies sèches et des hernies humides, suivant qu'elles contiennent ou non de la sérosité ; les hernies sèches, formées par l'intestin et l'épiploon, sont souvent adhérentes au sac herniaire, et, par ce fait, très-dangereuses sous le rapport de la gangrène, attendu qu'elles s'étranglent facilement; mais elles sont heureusement fort rares ; les hernies humides se gangrènent moins facilement, l'intestin étant rempli de matières molles ou liquides.

En principe général, tous les viscères contenus dans la cavité abdominale, servant à la digestion, à la sécrétion et à la génération, peuvent former des hernies; mais chaque personne pourra, après un examen attentif, et en se reportant à la description que nous avons faite, de chaque espèce de hernie, reconnaître le genre de celle dont elle est affectée.

DESCRIPTION DÉTAILLÉE

DES DIFFÉRENTES ESPÈCES DE HERNIES

HERNIES INGUINALES

Les hernies inguinales sont annoncées ordinairement par une *tuméfaction* oblongue, *indolente*, peu élevée, située au-dessus de l'arcade crurale, et qui s'étend obliquement de l'épine iliaque à l'anneau sus-pubien. La tumeur commence au point où le cordon spermatique s'engage sous le muscle transverse.

Les premiers rudiments du sac herniaire sont formés par un petit enfoncement que l'on remarque dans la fosse externe du péritoine. Un filament celluleux, qui n'est que le débris du canal de la tunique séreuse du testicule, occupe ordinairement le centre du cordon et sert de guide à la hernie. Celle-ci, placée sur les vaisseaux spermatiques, glisse sous le bord du muscle transverse, puis, entre les fibres de l'oblique interne, suit la marche du cordon testiculaire et vient en avant de lui. Il arrive que, par suite d'un violent effort, la hernie paraît promptement sous les téguments. Bornée à l'aine, on lui a donné le nom de bubonocèle (qu'il ne faut pas confondre avec bubon). On l'appelle hernie scrotale, lorsqu'elle descend dans les bourses : dans les deux cas, la tumeur est pyriforme, sa base est en bas, son sommet correspond à l'anneau, et son corps obliquement étendu de haut en bas et de dehors en dedans, a un volume plus ou moins considérable. Comme toutes les hernies, cette tumeur devient plus saillante, si on ne met pas d'appareil; les efforts violents que fait le malade pour tousser, éternuer, et toutes les brusques contractions du diaphragme lui communiquent une forte impulsion, et son volume s'accroît de plus en plus. Elle disparaît généralement seule, quand le malade se met dans la position horizontale; si elle montre quelques difficultés à rentrer, on exerce dessus une douce pression, et elle se réduit facilement.

N'ayant aucune compression artificielle, la hernie inguinale placée au milieu de tissus faibles et distendus à travers lesquels on peut reconnaître les parties qu'elle renferme, est toujours facile à distinguer des autres tumeurs qui se produisent dans la même région. Les symptômes que le malade ressent, les circonstances qui ont accompagné ou précédé son apparition, son développement de haut en bas, la facilité avec laquelle on opère sa réduction; tels sont les caractères qui ordinairement suffisent pour reconnaître sa nature.

Il arrive aussi que des dépôts par *congestion* descendus des *lombes*, et qui, suivant les cordons spermatiques, viennent faire saillie à travers l'anneau, présentent quelques phénomènes propres à la hernie inguinale; mais on les reconnaîtra facilement aux douleurs qui ont précédé leur sortie, à la fluctuation, à la mollesse des tumeurs qu'ils forment. Le même examen est nécessaire pour ne pas confondre la hernie avec les bubons inguinaux, qui naissent près de sa situation et peuvent aussi la compliquer quelquefois.

L'opération des hernies étant très-douloureuse et presque toujours funeste, on ne devra donc y soumettre le malade qu'après avoir tenté la réduction par tous les moyens en usage.

La structure des parties abdominales, et le mouvement mécanique des muscles peuvent contribuer à la formation des hernies.

Le relâchement et l'affaiblissement des parties sont occasionnés par les aliments gras et huileux, par une sérosité abondante, par *l'hydropisie,* par la rétention d'urine, par les grossesses réitérées; les chutes, les coups violents, les fortes pressions sur le ventre, les efforts, la toux, l'usage des instruments à vent, les cris continuels, les respirations trop fortes, peuvent encore déterminer les hernies, parce que, en rétrécissant la capacité du bas-ventre, et en refoulant brusquement les parties qui y sont contenues, ils les forcent à s'échapper par l'une des ouvertures situées dans la région inférieure de l'abdomen.

Les hernies inguinales sont composées le plus souvent de l'intestin grêle et de l'épiploon. Le cœcum, la vessie et la matrice y ont été rencontrés chez certains sujets. Mery et Pelletan ont cité des exemples de ce genre; la portion transverse du côlon s'est trouvée engagée dans des hernies inguinales qui avaient atteint un volume considérable.

Les viscères sortis par l'ouverture sus-pubienne et en dehors de l'artère épigastrique sont contenus dans un sac formé de la toilette du péritoine, qui est entouré lui-même de la gaîne du cordon testiculaire; les fibres charnues du *muscle crémaster* s'épanouissent en plusieurs branches à la surface de la tumeur ainsi que l'a démontré Scarpa et plusieurs autres anatomistes distingués ; l'artère épigastrique se trouve placée au côté interne du sac ; en bas, les viscères sont bornés par la partie supérieure du cordon testiculaire, et un sillon les sépare de la tunique vaginale et du testicule, situé au-dessous et à leur côté interne.

Il est indispensable de bien connaître la disposition des parties où se forme la hernie ; quand elle est ancienne, et à mesure qu'elle prend un certain développement, elle rapproche les deux orifices du canal inguinal et tend à en diminuer la longueur. L'ouverture supérieure de ce conduit se porte en dedans à mesure que l'anneau s'élargit, en se dirigeant vers son pilier supérieur. L'espace qui existait disparaît, et les deux ouvertures devenues parallèles laissent sortir directement de l'abdomen la hernie qui se porte d'arrière en avant et de haut en bas. Il est bon de remarquer qu'il y a dans la structure du canal inguinal, une altération qui change les rapports existant entre l'artère épigastrique et l'anneau ; repoussé par les viscères à mesure que ceux-ci portent l'orifice supérieur du canal en dedans, ce vaisseau a trois centimètres plus en dehors, se rapproche et parvient à se placer derrière le pilier de l'anneau. Le trajet des vaisseaux conserve encore un certain degré d'obliquité qui peut servir à mesurer l'étendue du déplacement de l'artère épigastrique, et le doigt placé à travers le collet du sac suffit pour reconnaître si ce vaisseau correspond au pilier externe, au centre ou au côté interne de l'orifice du canal inguinal.

Quand le trajet du canal, d'abord oblique, se redresse, on peut remarquer l'espèce d'entonnoir qu'il formait, diminuer de longueur et disparaître peu à peu ; le sac n'est plus séparé de la cavité que par un rétrécissement dont la longueur est proportionnée à l'épaisseur de la cavité abdominale.

La hernie se trouve recouverte en dehors par les téguments plus ou moins tendus, et par le tissu sous-cutané, qui est tantôt rare, et tantôt filamenteux ; elle est quelquefois recouverte par un certain nombre de couches distinctes.

On trouve au-dessous de ces parties le muscle crémaster, dont les fibres sont ordinairement plus fortes et plus épaisses ; on remarque chez certains sujets affectés de hernies anciennes que ces fibres sont dénaturées, et réduites souvent en bandelettes fibreuses. Elles ont contracté de fortes adhérences avec le contour de l'anneau. On rencontre ensuite l'enveloppe celluleuse du cordon testiculaire, fournie à cet organe par le fascia, enveloppe qui peut se réduire, s'atrophier, et qui est parfois susceptible d'épaississement.

Les artères génitales externes se trouvent dans l'épaisseur de ces parties, croisent la direction de la tumeur, pour se porter au scrotum ou à la naissance de la verge.

Les vaisseaux testiculaires placés derrière le sac péritonéal de la tumeur, éprouvent une compression plus ou moins grande ; et, quand la distension de leur enveloppe est portée plus loin, il arrive qu'ils s'écartent les uns des autres, s'épanouissent à la circonférence de la hernie et viennent se fixer à ses côtés.

Nous allons dire quelques mots de la *hernie inguinale interne,* qui diffère sensiblement de celle dont il vient d'être question ; sortie à travers l'éraillement du muscle transverse et du petit oblique, et près du pubis, elle entre d'arrière en avant dans l'anneau sus-pubien, rencontre le cordon testiculaire, se joint à lui, et suit le même trajet.

Lorsqu'elle est récente, cette hernie forme une tumeur presque toujours ronde. Le sac herniaire n'est jamais contenu dans l'enveloppe du cordon ; il est accollé à ce dernier et recouvert par l'enveloppe extérieure que lui fournit le fascia ; il se place au-dessous de lui et du côté interne.

L'artère épigastrique, située en dehors du collet du sac n'éprouve aucun changement par suite de l'augmentation de la tumeur ; si cependant le passage par lequel sortent les viscères s'agrandissait, elle tendrait à s'éloigner en se portant de plus en plus en dehors de l'ouverture inguinale. Lorsqu'elle descend et qu'elle arrive jusqu'au fond du scrotum, cette hernie glisse en arrière de la tunique vaginale et du testicule ; elle peut même descendre au-dessous de cet organe.

Les hernies internes sont peu fréquentes, il serait utile de pouvoir les distinguer toujours avec certitude en raison des rapports de l'artère épigastrique avec le collet du sac. Il y a certaines variations qne l'on devra étudier avec soin, selon que la hernie est ancienne ou récente, qu'elle est grosse ou qu'elle n'a acquis qu'un très-petit volume ; en effet, en grossissant, la hernie inguinale externe ressemble à la hernie interne, le canal inguinal étant entièrement effacé, les viscères dans l'un ou l'autre cas sortent à travers la paroi abdominale.

La situation des vaisseaux spermatiques en dehors et à la partie antérieure du sac, ne peut pas toujours faire éviter une erreur, attendu que ce déplacement peut, dans certains cas, dépendre des changements déterminés par la hernie inguinale externe dans la situation du cordon. Si cependant l'on trouvait l'organe tout entier placé sous la tumeur, la position du cordon nous indiquerait que les viscères sont sortis en dehors de l'artère épigastrique; la présence des vaisseaux spermatiques en dehors d'une hernie peu développée, démontre qu'elle est interne.

L'origine de la tunique vaginale est toujours fixée en dehors de l'artère épigastrique; par cette raison, la hernie congénitale est toujours externe. Les viscères qui la constituent sont contenus dans l'enveloppe du testicule, elle suit le même trajet, et a avec les parties voisines, les mêmes rapports que la hernie ordinaire; lorsqu'elle arrive au fond du scrotum, les viscères abdominaux sont en contact direct avec le testicule, descendant souvent au-dessous de lui, le poussant en arrière et en haut, l'enveloppent presque entièrement, et dans cette situation, la distension, le volume quelquefois considérable des bourses rendent la présence du testicule difficile à constater. Il arrive que des adhérences celluleuses unissent les viscères abdominaux à cet organe, et on remarque que ces adhérences déjà établies dans l'abdomen sont la cause que le testicule en descendant entraîne les viscères qui forment la tumeur.

La hernie congénitale fait des progrès rapides, et arrive presque subitement au fond du scrotum. La facilité avec laquelle on opère la réduction ne permet pas de commettre une erreur.

Les jeunes filles peuvent être affectées de la hernie inguinale congénitale, qui peut se former dans le prolongement séreux enveloppant le ligament de la matrice. Wilmer et Arnaud ont observé des hernies inguinales doubles du même côté, par suite de la complication d'une hernie ordinaire avec une congénitale.

On se rend facilement compte que le prolongement de la tunique vaginale étant occupé par l'intestin, ou par l'épiploon, d'autres portions des mêmes viscères peuvent former à côté un autre sac parallèle au premier. Il arrive que ces deux hernies sont, l'une externe et l'autre interne, les deux origines des sacs herniaires étant séparés par l'artère épigastrique.

On remarque encore que la partie inférieure située entre le péritoine et la tunique vaginale est seule oblitérée, une anse d'intestin s'engage dans sa partie supérieure, et forme une tumeur semblable aux hernies inguinales congénitales. Rouille, Sabatier, et plusieurs autres anatomistes ont indiqué des hernies formées à travers des éraillements du muscle oblique externe de l'anneau. Les hernies de ce genre sont rares, et elles n'ont été que très-peu constatées dans la pratique.

L'*étranglement* des hernies inguinales peut dépendre de plusieurs circonstances ; cependant il a ordinairement son siége à l'ouverture supérieure du canal inguinal, ou à l'anneau du muscle grand oblique ; il a lieu par suite de la compression exercée par les bords de ces orifices sur le collet du sac : chez certains sujets, on est obligé d'inciser en même temps plusieurs brides sur la hernie. Les causes de l'étranglement sont presque toujours connues avant l'opération, à l'exception de quelques cas qui ne peuvent être réellement constatés qu'après la division des enveloppes.

Dans le cas d'étranglement, les hernies inguinales sont toujours graves, mais moins dangereuses que celles qui seraient sorties par l'arcade crurale. Elles sont plus faciles à contenir, et l'opération ne présente pas autant de difficultés. Les deux orifices du canal inguinal étant susceptibles de dilatation et d'extension, les hernies dont nous parlons acquièrent souvent un volume considérable, et communiquent directement avec l'abdomen, de sorte que si le cours des matières y est gêné, si les fonctions digestives sont troublées, et ne permettent pas au sujet de se tenir debout, leur étranglement aigu est rare. Le pronostic est d'autant plus grave que la maladie est plus ancienne, ou qu'elle est compliquée d'autres tumeurs, telles que cirsocèle, hydrocèle, etc.

Lorsqu'on a affaire à une hernie scrotale développée, et surtout s'il y a complication, on ne saurait agir avec trop de prudence afin d'éviter les accidents.

HERNIES CRURALES

Les hernies dont la sortie s'opère par l'ouverture crurale, sont beaucoup plus fréquentes chez les femmes qui ont eu des enfants, que chez les jeunes filles ; elles sont peu communes chez les hommes.

Les femmes ont le bassin très-large transversalement; le repli fibreux qui constitue l'arcade crurale, très-long chez elles, est encore affaibli par suite de grossesses réitérées ; l'ouverture à travers laquelle passent les vaisseaux cruraux, présente chez les femmes, qui ont eu plusieurs enfants, une plus grande largeur, et se dilate plus que chez les autres sujets. La structure, les dispositions anatomiques sont bien différentes chez l'homme; aussi, chez ce dernier, la hernie crurale est fort rare. Morgagni a dit n'en avoir jamais rencontré; Scarpa n'a constaté que quelques cas. Cependant, nous dirons aujourd'hui que la pratique nous a fourni les preuves que la hernie crurale, chez l'homme, peut être portée à une moyenne de cinq ou six par mille blessés, tandis que la hernie inguinale, peu commune chez la femme, peut encore atteindre chez cette dernière, le chiffre de vingt-deux à vingt-trois pour cent. On remarque aussi quelquefois deux hernies du même côté, l'une crurale, et l'autre inguinale.

A son début, la hernie crurale se trouve profondément cachée sous l'arcade et située dans le pli de l'aine. D'abord enveloppée dans les tissus qui forment la partie antérieure et supérieure de la cuisse, il est quelquefois difficile de reconnaître l'origine et la nature de la hernie, surtout chez les sujets qui ont beaucoup d'embonpoint; on ne peut pas toujours sentir le col de la hernie, ni distinguer le canal qui a donné passage aux viscères. On peut comparer le canal crural à un tube qui a la forme d'un entonnoir, et dont la partie inférieure est la continuation de la gaine aponévrotique, qui se trouve le long des *vaisseaux fémoraux*.

A mesure que son volume s'accroît, cette hernie tend à se rapprocher des téguments; elle forme alors une tumeur ovale, un peu aplatie, et dont le grand diamètre est situé transversalement; elle remonte parfois au-devant de l'arcade crurale et s'étend jusqu'à l'anneau inguinal. Cette augmentation de volume ne change nullement la situation de son col, qui, caché par la tumeur, est difficile à sentir ; on a vu des hernies de ce genre s'étendre le long des cuisses, avoir un volume considérable et présenter à peu près la forme d'une bouteille, dont la grosse extrémité est en bas; le sujet ressent dans ce cas des douleurs, des engourdissements, dans toute la jambe et dans les lombes.

Quelquefois cette hernie sort par une ouverture pratiquée entre les fibres ; il y en a qui sortent très-près de l'anneau et pourraient être prises pour des hernies inguinales. On a vu des sujets ayant deux hernies du même côté de la cuisse, et rapprochées de la *veine saphène*. Une dilatation outre mesure de cette veine, pourrait donner lieu à une méprise.

Des chirurgiens distingués ont pris des hernies crurales pour des ganglions inguinaux engorgés. Cooper et Petit rapportent des observations analogues. Dans un cas traité par l'un de ces praticiens, on ouvrit l'intestin pour un bubon, et le malade périt. Mais cette erreur ne peut avoir lieu quand les hernies sont volumineuses.

Dans les hernies crurales épiploïques, on éprouve plus de pesanteur, plus de sensibilité.

On doit apporter une attention toute particulière à l'examen des circonstances qui peuvent éclairer sur la nature de la maladie. Si la tumeur, survenue à la suite d'une secousse ou d'un effort violent, augmente de volume après des fatigues, de longues marches, on ne saurait douter alors qu'il y a une hernie ; car les *ganglions lymphatiques* engorgés ne présentent jamais ces caractères. Ils cessent eux-mêmes d'exister, lorsque l'étranglement de la hernie se manifeste.

Le *pronostic* offre à peu près autant de cas différents qu'il y a de malades ; il faut toujours tenir compte de l'âge du sujet, de sa constitution, de l'ancienneté de la maladie, du temps plus ou moins long qu'elle a mis à se développer et des causes qui l'ont amenée.

La hernie disparaît presque toujours si le malade prend du repos, et se plaçant horizontalement, exerce une légère pression à l'aide des doigts.

Dans certains cas, où des tumeurs enkystées, ayant leur siége près de l'arcade crurale, feraient croire à la présence d'une hernie, Dupuytren a constaté des *kystes séreux* placés devant le sac herniaire, situés au-dessous et près de l'arcade crurale. On est obligé cependant de continuer l'opération. Cooper a vu des varices de la veine crurale simuler l'apparence de hernies. Un praticien ouvrit pour une hernie crurale, un *anévrisme de l'artère* de ce nom; s'apercevant aussitôt de son erreur, il sauva le malade par une compression exercée méthodiquement sur la partie lésée. Des dépôts par congestion, sortis par l'ouverture crurale, simulent quelquefois des tumeurs herniaires; mais les douleurs dorsales ou lombaires qui précèdent ces dépôts purulents, la saillie qu'ils forment lorsque le sujet est debout, la facilité avec laquelle il rentre lorsqu'il est couché, et l'absence de trouble dans les fonctions du canal digestif, sont autant de phénomènes qui empêchent toujours une méprise.

Des praticiens habiles ont quelquefois opéré des hernies crurales, pensant qu'elles étaient inguinales; l'erreur n'a été reconnue qu'après l'ouverture du sac.

Cette méprise peut avoir de très-graves conséquences, attendu que la pression qu'on doit exercer pour la réduction des hernies crurales ou inguinales a lieu dans des directions différentes. Il en est de même des incisions pour opérer le débridement de chacune d'elles; une erreur sur le siége et l'origine de la tumeur pourrait entraîner de graves accidents.

Dans les cas simples et ordinaires, il est difficile de ne pas reconnaître la hernie crurale par sa situation et la direction de son corps; lorsqu'elle est très-développée et portée en haut, elle se rapproche de l'orifice du canal inguinal, et on voit, en abaissant la tumeur, que son col se trouve situé au niveau et en dehors de *l'épine du pubis*; au lieu que dans la hernie inguinale, cette partie osseuse est en bas et en arrière du col du sac. Il est presque toujours possible, quand le canal inguinal est libre, de le reconnaître au toucher, en passant le doigt entre son orifice et la hernie crurale, pour s'assurer que les cordons spermatiques ne présentent aucune tuméfaction.

Les hernies crurales sont formées le plus souvent par l'intestin grêle et l'épiploon. On a trouvé dans les hernies de ce genre, le cœcum, la vessie et quelquefois aussi la matrice : ces cas sont exceptionnels.

Pour former la hernie dont nous venons de parler, les viscères surmontent la résistance du tissu qui forme en haut l'ouverture crurale ; ils descendent ensuite le long du canal et sortent par son ouverture inférieure, ou par l'une des ouvertures de sa paroi antérieure. L'artère et la veine fémorale restent à la partie externe du collet du sac ; celui-ci, à peine dégagé de l'aponévrose crurale, est moins resserré, se dilate et forme, à l'aide de nouvelles portions d'épiploon ou d'intestin, une hernie plus ou moins forte.

Le tissu cellulaire de la cuisse, plus serré en bas qu'en haut, facilite le développement de la hernie dans ce dernier sens. Comme on le voit, la hernie se relève sur l'arcade crurale ; son fond se trouve en avant, la face qui forme son bord supérieur aurait dû se trouver en avant, si la tumeur avait continué à descendre ; le rebord qui termine la paroi antérieure du canal crural, se trouve située vers l'abdomen ; le canal est raccourci, il disparaît en partie, et la hernie en augmentant de volume, après sa sortie de l'abdomen, semble s'être dirigée primitivement en avant. Dans cette situation, elle recouvre les vaisseaux cruraux, et s'étend jusqu'à leur partie extrême ; les rapports du collet du sac sont les mêmes que ceux déjà signalés.

La hernie crurale conserve les rapports suivants avec les parties voisines ; son col est recouvert en avant par les vaisseaux spermatiques, et n'est séparé d'eux que par un très-petit intervalle, et par une lame aponévrotique fort mince qui forme la paroi du canal et le bord inférieur de l'arcade crurale. Puis, en dehors et en avant, on trouve la partie inférieure de l'artère épigastrique, qui se porte en haut et en dedans, vers le muscle droit de l'abdomen, et contourne le sac herniaire ; un peu en arrière, on trouve l'artère et la veine crurales placées au côté interne du muscle iliaque ; en arrière de ce muscle se trouve la branche du pubis, recouverte de l'aponévrose pelvienne et du muscle pectiné. Du côté interne, la hernie se trouve pour ainsi dire unie au *li-*

gament de Gimbernat ; de ce côté les vaisseaux sont peu considérables.

Quand elle séjourne longtemps parmi les parties extérieures, elle en irrite et en altère la texture.

Elle provoque au-devant du sac péritonéal qui l'enveloppe, des kystes séreux ou des abcès ; elle use et détruit, par la pression qu'elle exerce, les tissus qui la séparent, et devient enfin sous-cutanée.

Dans certains cas, ces tissus ont une densité considérable, et forment au-devant du sac herniaire plusieurs feuillets dont l'apparence est fibreuse.

Ces variétés de structure se multiplient à l'infini. Plusieurs opérateurs ont affirmé, avec raison, qu'il existe presqu'autant de cas différents que de hernies.

HERNIES OMBILICALES ET VENTRALES

La hernie ombilicale a lieu le plus souvent chez les enfants et chez les femmes; les hommes y sont moins sujets. Cependant, arrivé à un certain âge et pourvu d'embonpoint, l'homme comme la femme y est assujetti.

La hernie ombilicale diffère de beaucoup des autres hernies, suivant qu'elle est congénitale, qu'elle a lieu chez les enfants ou chez des sujets adultes.

L'ombilic est avant la naissance le point le moins résistant de la ligne blanche ; en suivant la surface interne de cette ligne, on peut engager le bout du doigt dans l'anneau ombilical, le traverser, et arriver entre les vaisseaux du cordon, et sentir au devant de lui le péritoine qui lui sert d'enveloppe ; en exerçant de légères tractions sur les vaisseaux ombilicaux, leur base devient plus volumineuse, et l'on entraîne avec eux, dans l'anneau, la membrane séreuse de l'abdomen qui constitue en dedans une ouverture en forme d'entonnoir, dans laquelle les intestins peuvent s'introduire. Ces dispositions expliquent la formation de la hernie ombilicale congénitale.

Quand le fœtus, encore dans la matrice, n'est soumis à aucune cause pouvant déterminer cette maladie, elle paraît dépendre de la trop grande dilatation de l'anneau, du volume des organes digestifs, ou bien encore des tiraillements du cordon ombilical.

Il ne faut pas confondre la hernie ombilicale avec la hernie ventrale.

Dans la hernie ombilicale, l'anneau est rond ainsi que la tumeur, au lieu que dans la hernie ventrale, c'est par une fente souvent irrégulière que s'échappent les parties. Il faut aussi remarquer que les hernies ombilicales n'ont pas de sac. Lorsqu'elles ont lieu quelques mois après la naissance, les hernies ombilicales ont à peu près les mêmes dispositions que celles qui sont formées avant la parturition.

Les parties déplacées passent à travers l'anneau

dont les fibres aponévrotiques n'ont pas embrassé assez à temps les extrémités oblitérées; la formation de la hernie est encore favorisée par le défaut d'adhérence des artères et de la veine ombilicale, soit avec les bords de l'ouverture, soit avec la cicatrice que présentent les téguments abdominaux. Ainsi que nous l'avons déjà dit, les cris de l'enfant, les efforts de la toux, sont les causes qui déterminent le plus souvent les hernies. Les viscères pénètrent entre les cordons des ligaments qui occupent l'anneau ombilical; ils les séparent les uns des autres, détachent leurs extrémités de la cicatrice cutanée et donnent naissance à une tumeur oblongue, recouverte par les téguments et le feuillet de l'aponévrose abdominale superficielle. Cette tumeur est quelquefois inégale dans son contour; cette cause est due à la présence des cordons fibreux formés par les vaisseaux, et qui, dans certains cas, conservent quelques adhérences à la peau.

Chez les enfants qui ont déjà quelques années et encore mieux chez les adultes, on peut remarquer que l'ombilic forme la partie la plus solide de la ligne blanche. Les bords de l'anneau sont resserrés sur les extrémités des cordons fibreux; un tissu cellulaire assez dense unit toutes ces parties, et forme à la place qu'occupait l'ouverture ombilicale un petit tubercule assez résistant, saillant en dedans et confondu en dehors avec la cicatrice de la peau. Cette partie ainsi oblitérée offre une telle résistance, qu'il faut de violents efforts pour occasionner une hernie. Cependant, on rencontre des personnes qui y sont naturellement prédisposées, par une faiblesse anormale de l'anneau, et alors il existe presque toujours une saillie du nombril, qui peut être produite par un léger degré de la maladie.

Si la tumeur se forme après plusieurs grossesses, ou à la suite de l'hydropisie, les viscères se portent à travers la région ombilicale; mais il est presque certain que l'ombilic est resté intact, et que la hernie s'est formée à travers un éraillement sur une partie voisine de la ligne blanche. Ces ouvertures se forment le plus souvent au-dessus de l'ombilic, sur le côté de la veine ombilicale; elles sont transversales à la ligne médiane. La débilité de ces parties, leur distension, les efforts violents, sont les causes de ces hernies. Leurs enveloppes se composent des téguments de l'aponévrose et du sac herniaire. C'est à tort que la presque totalité des personnes croient que cette hernie sort toujours par l'anneau ombilical; elle ne passe réellement par cette ouverture qu'environ huit ou neuf fois sur cent; elle a donc lieu bien plus souvent autour de l'ombilic, dans un rayon de cinq à vingt millimètres à partir du centre de l'anneau.

Chez les adultes, et lorsqu'elle a un certain développement, la hernie ombilicale forme une tumeur plus large à son sommet qu'à sa base ; son axe n'est pas perpendiculaire à l'ouverture abdominale, mais oblique de haut en bas et d'arrière en avant, puisque les organes déplacés tendent toujours à descendre. Ordinairement, on trouve dans ces hernies une portion du côlon tranverse et la partie correspondante de l'épiploon; on y rencontre rarement l'estomac.

La hernie ombilicale occasionne, plus que les autres hernies, des coliques, des difficultés dans le travail de la digestion et des intestins, et aussi des accidents produits par l'irritation de ces organes.

On peut facilement la distinguer de la saillie déterminée par l'hydropisie ou par une tumeur graisseuse. Lorsqu'elle est ancienne, elle est quelquefois sillonnée par des vaisseaux variqueux. Les hernies ombilicales proprement dites, c'est-à-dire celles sorties par le nombril, sont recouvertes par la cicatrice de l'ombilic; les *éventrations* rapprochées de l'anneau ne sont pas pourvues de cette cicatrice.

HERNIE ÉPIGASTRIQUE OU DE L'ESTOMAC

Ces hernies sont rares et souvent imperceptibles. On rencontre ordinairement cette tumeur sur la ligne blanche; elle a lieu à travers l'écartement des fibres, et est appelée épigastrocèle; elle est rougeâtre, lisse et elle contient souvent des gaz. On doit s'empresser de la réduire à l'aide des doigts qui exercent graduellement une pression sur ces diverses parties. On a plusieurs fois pris pour une hernie de ce genre, un amas de graisse, un abcès, ou une tumeur enkystée.

De telles erreurs ne peuvent se produire, si l'on tient un compte exact des symptômes qui se sont déclarés, et qui sont tout à fait opposés à ceux produits par les hernies de l'estomac et des intestins.

Il arrive quelquefois que les membranes molles du *ventricule* se glissent entre les couches musculaires, et que la réduction n'est pas complète ; il faut sans retard faire usage d'applications émollientes, et ensuite opérer par le taxis avec modération, jusqu'à la rentrée de la tumeur. Il faut, autant que possible, éviter l'opération, dont les suites sont souvent si malheureuses.

Les hernies de l'estomac, qui se forment par suite d'efforts ou de chutes, ont lieu le plus souvent sur le *cartilage xyphoïde*. Les plaies de l'abdomen sont quelquefois la cause de hernies qui peuvent se manifester dans toute la région épigastrique ; ces tumeurs sont ordinairement dépourvues d'enveloppe péritonéale, au lieu que les premières ont un sac herniaire formé par la membrane séreuse de l'abdomen.

Dans la généralité des cas, les hernies de l'estomac forment des tumeurs peu volumineuses, molles, aplaties, indolentes, et souvent les malades ne les distinguent pas ; elles sont presque toujours la cause de douleurs habituelles de l'estomac, d'un trouble dans la digestion, et souvent d'autres accidents déterminés par une irritation, une inflammation du ventricule. Un examen attentif de la région épigastrique empêchera toute méprise et permettra de reconnaître ces tumeurs, qui ne présentent chez certains sujets qu'une très-petite proéminence.

On les réduit en exerçant une douce pression dans la direction perpendiculaire à l'ouverture qui leur a livré passage, et on applique ensuite un appareil de confection spéciale, et ne se déplaçant pas pendant les mouvements de flexion du corps.

HERNIE OBTURATRICE OU SOUS-PUBIENNE

L'anneau obturateur est formé à la partie supérieure, de la branche supérieure du pubis; les deux tiers inférieurs et internes sont composés d'une membrane fibreuse et ligamenteuse. La direction de cet anneau est oblique de haut en bas, et de dehors en dedans; son ouverture interne ou postérieure, est située exactement au-dessous et à trois centimètres de distance de l'arcade crurale. L'anneau obturateur se trouve encore rétréci par les muscles obturateurs internes et externes; il donne passage *aux vaisseaux obturateurs* et au *nerf obturateur,* qui est formé par les second et le troisième lombaires, se divise en deux branches derrière les muscles premier adducteur et pectiné.

Les annales chirurgicales ne donnent pas d'exemple de la *hernie obturatrice* ou sous-pubienne; nous dirons cependant qu'on la rencontre encore quelquefois; nous l'avons remarquée chez de jeunes sujets et chez des adultes.

Cette hernie est composée le plus souvent de l'épiploon, rarement de l'intestin; elle a lieu le plus souvent chez les femmes, et si elle n'est pas bien contenue, elle descend promptement dans les grandes lèvres, et prend le nom de hernie vulvaire. L'anneau obturateur est très-petit, et peu dilatable en raison des parties extrêmement solides qui l'entourent.

Nous croyons pouvoir affirmer que la tumeur qui se manifeste en cet endroit est produite, le plus souvent, par une chute, un coup violent, ou par un effort brusque un peu longtemps soutenu, mais rarement par la toux.

La pratique nous a fourni les preuves que de nombreuses erreurs ont été commises; on a plusieurs fois pris des hernies inguinales pour des hernies obturatrices, lorsqu'en sortant de l'anneau inguinal, elles n'avaient rencontré aucune résistance, et étaient glissées promptement dans les bourses ou dans les grandes lèvres.

Des hernies obturatrices ont été également prises pour des hernies inguinales, par des personnes peu familiarisées avec l'anatomie, et ne croyant pas à la possibilité d'une hernie en cet endroit. Nous dirons que de semblables erreurs ne peuvent avoir lieu, si en opérant la réduction, on se rend un compte exact de la direction que prend la tumeur, et de la situation de l'anneau par lequel elle rentre ; avec un peu d'attention, on ne peut confondre l'anneau inguinal ou l'arcade crurale, avec l'anneau obturateur, ce dernier se trouvant situé au-dessous de l'arcade crurale, sur son prolongement de haut en bas, et à environ trois centimètres, de sorte qu'il se trouve sous le pubis, et à sa partie antérieure.

Nous allons citer quelques cas principaux de la hernie obturatrice.

En 1866, nous avons donné nos soins à une dame âgée de cinquante à cinquante-cinq ans, qui était affectée de ce genre de hernie depuis plusieurs années ; cette tumeur, composée d'épiploon descendue dans les grandes lèvres, avait acquis un volume considérable ; elle descendait de douze à quinze centimètres au-dessous des parties génitales. La tumeur n'ayant jamais été bien contenue avait contracté des adhérences, et n'était réductible ni par la position horizontale du sujet, ni par le taxis.

Nous fîmes prendre à la malade trois bains chauds

par semaine pendant quinze jours; et nous fîmes faire tous les jours des applications émollientes sur la tumeur; ces applications renouvelées cinq ou six fois par jour amenèrent bientôt la souplesse des tissus, et nous pûmes au bout de trois semaines réduire complétement la hernie; nous appliquâmes ensuite un appareil bien approprié à la conformation du sujet et à la nature de la hernie, afin d'empêcher cette dernière de reparaître.

En 1867, nous avons soigné une dame de vingt-deux ans, atteinte de deux hernies, l'une ombilicale, et l'autre obturatrice; ces deux hernies s'étaient produites à la suite d'une chute qu'elle avait faite d'un premier étage. Les hernies dataient de deux à trois mois; la première présentait le volume d'une noisette; la deuxième, qui est l'objet de ce chapitre, était grosse comme un œuf de perdrix; elle avait déjà une tendance marquée à descendre dans les grandes lèvres. Nous plaçâmes un bandage, et ensuite nous appliquâmes notre procédé, et au bout de trois mois environ, la hernie fut guérie.

Dans la même année, nous avons guéri M. G..., âgé de 38 ans, d'une hernie inguinale qu'il avait depuis six ou sept ans. Ce même sujet vint nous trouver au mois de décembre 1869; il était atteint d'une hernie obturatrice du côté droit; il ne savait à quoi attribuer cet accident, si ce n'est cependant à une forte toux qui avait duré quinze jours.

Nous avons soigné une jeune demoiselle de seize à dix-sept ans, affectée d'une hernie obturatrice depuis six mois; voici comment l'accident avait eu lieu. Cette jeune fille se trouvait avec ses parents dans une voiture, lorsque tout à coup une autre voiture vint heurter la leur, et la renversa; la jeune demoiselle effrayée voulut sauter à terre, et reçut de l'une des ridelles de la voiture, un coup violent dans la région sous-pubienne, ce qui détermina la hernie.

La jeune fille négligea de prévenir ses parents de l'existence de la tumeur, qui, abandonnée quelques mois à elle-même, devint considérable; elle était descendue dans les grandes lèvres, et présentait le volume d'une grosse poire dont la grosse extrémité était en bas; cette tumeur rentrait, dès que le sujet prenait la position horizontale.

Cette jeune fille, tourmentée par des tiraillements et des douleurs atroces, se décida à faire voir à sa mère l'objet de son inquiétude.

La mère nous l'amena; nous réduisîmes la hernie, et nous appliquâmes un appareil bien conditionné qui maintint la tumeur, et au bout de quinze jours, le sujet fit usage de notre procédé qui lui procura la guérison radicale après trois mois.

Nous n'avons jamais remarqué qu'il y ait dans

cette tumeur aucune portion d'intestin, et nous croyons pouvoir affirmer qu'elle est toujours, ou presque toujours, composée d'épiploon.

L'appareil destiné à contenir la hernie obturatrice, doit être d'une confection spéciale, et bien approprié à la conformation du sujet, afin qu'il ne puisse se déplacer pendant la marche, ni surtout dans les mouvements de flexion du corps. On est souvent obligé d'employer un appareil à pelote anatomique avec sous-cuisse adhérent, vu la position extrêmement basse de la hernie, et le peu de largeur qu'on est obligé de donner à cette pelote.

ÉPIPLOCÈLE

OU HERNIE DE L'ÉPIPLOON.

On a donné le nom d'*épiplocèle* à la hernie formée par l'épiploon. L'Épiplocèle est moins fréquente que la hernie intestinale (entérocèle).

La tumeur produite par l'épiploon affecte plutôt les sujets âgés et pourvus de beaucoup d'embonpoint.

Elle survient surtout aux ouvertures inguinales et crurales, et souvent du côté gauche ; nous avons cependant trouvé plusieurs sujets atteints d'une épiplocèle de chaque côté.

L'épiplocèle, ordinairement moins volumineux que l'entérocèle, présente une tumeur molle, pâteuse et inégale au toucher, et qui diminue par la situation horizontale du sujet ; elle doit être réduite graduellement et sans efforts, attendu qu'on doit agir jusque sur ces dernières parties afin que la réduction soit complète.

Cette hernie se réduit sans faire entendre ce petit bruit ou gargouillement que l'on remarque dans la réduction de l'entérocèle ; quand l'estomac se remplit, cette humeur cause de grandes douleurs à l'épigastre, et aussi des vomissements, des coliques réitérées et un trouble dans la digestion. Ces accidents sont généralement plus fréquents dans les premiers temps de la maladie, attendu que les parties tiraillées s'accommodent à leur nouvelle position et que l'épiploon lui-même semble prendre une certaine distension.

L'épiplocèle a une forme allongée et des *nodosités* à sa surface ; dans certains cas, elle est supportée par un *pédicule* étroit, elle est renflée et globuleuse à son sommet ; elle ressemble un peu à un engorgement chronique du cordon, ou à une *hydrocèle enkystée.* Lorsque l'épiploon arrive au fond du scrotum, il s'épanouit sur le testicule, l'enveloppe et double son volume.

Les *engorgements squirreux* et *tuberculeux*,

qui se manifestent dans la portion de l'épiploon sont souvent les difficultés du diagnostic. Les *varices du scrotum*, les *cirsocèles*, la tuméfaction du testicule et l'hydrocèle, qui compliquent souvent les épiplocèles et qui résultent de la gêne que la hernie apporte dans la situation des parties qui l'enveloppent, empêchent quelquefois d'en reconnaître l'existence sans un très-minutieux examen.

L'épiploon, après avoir franchi l'ouverture de l'anneau, ne conserve plus sa texture primitive. Son volume s'accroît et devient cartilagineux. La tumeur devient quelquefois considérable ; aussi, est-elle plus souvent irréductible que celle produite par l'intestin.

L'étranglement de la hernie épiploïque produit des phénomènes semblables à ceux des inflammations abdominales aiguës. La tumeur se gonfle, devient douloureuse, l'abdomen se tuméfie, et ne peut supporter aucune pression ; des coliques violentes se succèdent ; le sujet est presque toujours obligé de rester courbé en avant ; quelquefois les membres deviennent promptement froids, des convulsions ont lieu, et la mort arrive bientôt si on n'y remédie immédiatement.

Nous allons citer un fait, heureusement fort rare ; au mois de juillet 1867, nous avons soigné un sujet, âgé de 55 ans, atteint d'une entéro-épiplocèle depuis une quinzaine d'années.

Cet homme avait, jusqu'alors, fait usage de mauvais bandages, ne contenant nullement la hernie, qui, avec le temps, était descendue dans le scrotum et formait une tumeur considérable, représentant le volume d'une tête d'adulte, et arrivant jusqu'à deux doigts de l'articulation *fémoro-tibiale* (genou). Des adhérences existaient sur plusieurs points de la tumeur ; depuis huit ou neuf heures, le malade était pris de coliques, vomissements, maux d'estomac, etc. Après avoir essayé, mais en vain, la réduction, nous fîmes coucher le malade pendant deux heures dans un bain chaud ; presqu'aussitôt les douleurs se calmèrent ; et pendant deux autres heures nous appliquâmes des cataplasmes émollients sur la tumeur et sur toute la surface abdominale ; nous essayâmes la réduction de l'intestin, qui eut lieu lentement et sans difficulté.

Un instant après, nous pûmes réduire une grande partie de l'épiploon.

Le malade était sauvé. Nous plaçâmes immédiatement un appareil convenable afin d'éviter le retour d'un tel accident.

Nous continuâmes à faire prendre au malade deux bains par semaine et trois ou quatre applications émollientes par jour, et nous pûmes ensuite, après quinze jours, arriver à la réduction complète de la tumeur.

Le malade éprouva, pendant les quelques jours qui suivirent la réduction, beaucoup de douleurs d'entrailles, maux d'estomac, étouffements, etc., par suite du déplacement considérable qui s'était effectué et que nous avons réintégré dans l'abdomen. Huit jours après, tout revint à l'état normal.

Après quatre mois de nos applications, le malade fut complétement guéri, et il put enlever l'appareil au bout de huit mois.

Au mois de septembre de la même année, nous avons rencontré un sujet de 40 ans, se trouvant exactement dans la même situation; la hernie datait de 9 ans; nous en avons opéré la réduction, et ensuite la guérison, par les mêmes moyens employés dans le cas précédent.

Dans l'épiplocèle étranglée, les vomissements ne sont généralement pas accompagnés d'une constipation opiniâtre; ils ne consistent que dans l'expulsion des liquides muqueux et bilieux, et il est rare qu'on y remarque des matières stercorales.

Certains auteurs prétendent à tort que tous les étranglements des viscères abdominaux produisent des phénomènes de même nature.

L'étranglement de l'épiplocèle est toujours moins dangereux, moins rapide, et on peut généralement le combattre plus longtemps, avant d'être forcé d'avoir recours à l'opération. Cet étranglement nécessite le même traitement, les mêmes soins et les mêmes précautions que celui de la hernie intestinale.

On ne devra jamais administrer au malade, soit en potions, soit en lavements, des purgatifs irritants, qui, en pareils cas, sont toujours funestes.

RÉDUCTION DES HERNIES

On doit toujours réduire la hernie avant d'appliquer l'appareil.

On opère la réduction par le *taxis*, en exerçant une pression méthodique sur la tumeur, de façon à diriger les parties déplacées vers l'ouverture qui leur a livré passage, on les refoule entièrement dans l'abdomen. Lorsqu'on rencontre quelque résistance, la position à faire prendre au sujet est celle horizontale, les cuisses fléchies et écartées, la tête un peu penchée sur la poitrine, de façon que toutes les parties abdominales soient dans le plus grand état de relâchement. On se place du côté de la hernie, on la saisit avec les deux mains si le volume l'exige; on commence par s'assurer de sa composition, on renouvelle alors le taxis; et si, par des adhérences que contractent quelquefois le collet du sac avec le pourtour de l'anneau, ou l'accumulation des matières alimentaires, les tentatives de réduction restent sans effet, il est prudent de cesser toute tentative de réduction; car, si on persistait, on ferait augmenter incontestablement l'état inflammatoire des parties, de là naîtraient bientôt des complications et des difficultés, et on exposerait le malade à des souffrances insupportables.

On doit de suite faire prendre un bain chaud d'une heure et demie au sujet et, au sortir du bain, mettre sur tout l'abdomen et sur la tumeur des applications *émollientes* tièdes, que l'on renouvelle toutes les demi-heures, afin de faire cesser l'inflammation des parties. On emploie aussi pour la réduction la pommade de Belladone, avec laquelle on frictionne les parties déplacées et la région inférieure de l'abdomen. Ce moyen réussit quelquefois assez bien. On doit aussi administrer au malade un lavement au son, à la graine de lin, ou un lavement légèrement purgatif. Pendant ce temps, le malade devra s'abstenir de manger, ou ne devra prendre que des aliments légers et en petite quantité.

Lorsque l'engouement de la tumeur est très-prononcé, le ventre se ballonne, les coliques, les nausées, les hoquets, les vomissements se manifestent; une sueur froide couvre le visage, le pouls devient lent et irrégulier; dans ce cas, on est quelquefois obligé de prolonger assez longtemps les applications. Cependant, le plus souvent, un seul bain et deux ou trois heures d'applications émollientes suffisent pour pouvoir opérer la réduction complète de la tumeur.

Avec ces soins, on voit bientôt l'état du malade s'améliorer; l'abdomen, de tendu, ballonné qu'il était, devient souple et s'affaisse peu à peu. La hernie, qui, dans bien des cas, a pris une teinte violacée, ou rouge foncé, d'une consistance très-dure, devient molle ou pâteuse, selon sa composition; sa couleur naturelle revient, et on a affaire à une hernie ordinaire; c'est alors qu'on cherche à opérer la réduction : on commence d'abord par faire rentrer les parties les plus rapprochées de l'anneau, en les refoulant d'avant en arrière et de bas en haut, et en faisant rentrer les dernières celles des parties qui sont sorties les premières.

Les hernies de l'intestin sont molles, fluctuantes, rentrent vivement en faisant entendre un petit bruit ou gargouillement, tandis que celles de l'épiploon offrent plus ou moins de consistance; souvent divisées par de petites nodosités graisseuses, pâteuses, elles ne rentrent que par portions, graduellement et sans bruit; elles sont ordinairement très-glissantes et, par conséquent, difficiles à maintenir.

On doit, aussitôt après la réduction, appliquer un bon appareil, afin d'empêcher l'accident de se reproduire.

Les hernies inguinales, retenues par de trop fortes *adhérences* et devenues irréductibles, doivent être soutenues par un suspensoir qui arrête leurs progrès.

Lorsque des *adhérences* unissent le testicule à l'intestin ou à l'épiploon, il est presque toujours impossible de maintenir complétement ceux-ci dans l'abdomen, sans que le bandage appuie sur l'autre. Les douleurs et même les accidents que détermineraient une forte compression sur le testicule doivent faire renoncer à l'emploi de l'appareil compressif, et on doit, comme dans le cas précédent, maintenir le tout au moyen d'un suspensoir.

Cependant, nous ajoutons que bien souvent, chez des sujets affectés de hernies anciennes, volumineuses et considérées comme *irréductibles*, nous avons obtenu, à l'aide de bains et d'applications réitérées, la réduction complète de la tumeur.

Lorsque la hernie est depuis longtemps hors de l'enceinte abdominale, qu'elle est devenue scrotale, et qu'elle a acquis un volume considérable, sa complète et brusque réduction provoque presque toujours des troubles digestifs, des maux d'estomac, des hoquets, des maux de cœur, des oppressions, des coliques, etc. Ces phénomènes sont d'une durée de deux à six jours ; ils sont occasionnés par la pression qu'exercent sur les autres viscères les intestins nouvellement rentrés, et ils cessent d'exister lorsque ceux-ci ont repris leur place normale dans la cavité du ventre. Ainsi, il n'est donc pas étonnant d'entendre dire par beaucoup de malades qu'ils souffrent plus les premiers jours qui suivent la réduction de la hernie que pendant le séjour de cette dernière dans les bourses ; mais qu'ils se consolent, ces symptômes disparaîtront bientôt, ainsi que les dangers qui accompagnent souvent les hernies qui sont arrivées à cet extrême développement.

On rencontre des hernies (heureusement peu nombreuses) qui ne sont réductibles ni par la position horizontale du sujet, ni par le taxis ; si après les bains et les applications que nous avons indiquées, on ne parvient pas à les réduire complétement, on les maintient avec un appareil à pelote concave, à garniture souple, qui en empêche au moins le développement.

Lorsque cette dernière est scrotale, et qu'elle a contracté des adhérences avec les tissus fibreux ou avec la gaîne des vaisseaux spermatiques, au point de ne pouvoir être réduite, on doit la maintenir par l'usage continuel d'un suspensoir.

Afin de ne pas abuser des instants de nos lecteurs, nous ne leur donnerons qu'un petit nombre d'exemples.

Au mois de novembre 1867, M. F.., de Fontainebleau, âgé de 20 à 22 ans, vint nous trouver; ce jeune homme était atteint depuis plusieurs années d'une hernie inguinale, qu'un mauvais appareil n'avait jamais pu contenir exactement; la tumeur n'était pas rentrée depuis trente-six heures, elle était dure et d'une couleur violacée, le ventre était ballonné; le sujet éprouvait des maux d'estomac, des coliques, des hoquets, et quelques vomissements de matières alimentaires commençaient à avoir lieu; en un mot, cette hernie présentait tous les symptômes de l'étranglement. Après avoir tenté inutilement la réduction, nous fîmes mettre le malade pendant une heure et demie dans un grand bain chaud. Ne voulant pas seul assumer une aussi grave responsabilité, nous nous fîmes assister de feu le savant Thibault, médecin aussi probe que distingué, qui a été si fatalement et prématurément enlevé à sa brillante carrière, et dont nous honorons profondément la mémoire.

Aussitôt que le malade fut sorti du bain, nous lui

appliquâmes sur le ventre et sur la tumeur des cataplasmes émollients; nous vîmes bientôt les symptômes cités plus haut disparaître peu à peu; deux heures après, la hernie était entièrement réduite, et le malade sauvé d'une mort qui eût été certaine, hors le cas de succès dans l'opération qui est rarement favorable.

En août 1865, M. H..., faubourg du Temple, était atteint d'une hernie scrotale très-développée, et qui n'était pas rentrée depuis deux jours; pressé par des souffrances horribles, et plongé dans une profonde et légitime inquiétude, il alla, accompagné de sa femme, au parvis de Notre-Dame. Après examen, on voulut lui faire subir l'opération; n'ayant pas accepté cette proposition, il s'en alla trouver un de ses amis, pharmacien, qui nous l'adressa. Nous l'examinâmes et essayâmes d'opérer la réduction au moyen du taxis: notre tentative fut sans succès; nous fîmes alors, comme à l'égard du précédent malade, des applications successives sur la partie inférieure de l'abdomen et sur les bourses; après trois heures et demie de ces applications émollientes, nous pûmes, à l'aide de légères pressions, opérer sans difficulté la réduction complète de la tumeur. Nous ajouterons que chez le sujet dont nous venons de parler, il y avait une particularité remarquable: l'anneau inguinal avait une dilatation considérable, au point que l'on aurait pu y introduire un œuf de poule sans en forcer l'ouverture. Il est assez rare que l'étranglement se produise chez les malades dont les anneaux présentent cette dilatation ; à moins toutefois, que par suite d'une chute, d'un coup violent porté sur la partie supérieure de l'abdomen, ou d'un effort inhabituel un instant prolongé, une portion considérable de la masse intestinale ait franchi brusquement l'ouverture inguinale, et qu'en sortant ainsi subitement, les intestins se soient repliés sur eux-mêmes et aient formé un nœud immédiatement à la sortie de l'anneau. Dans ce cas, on voit promptement l'inflammation gagner toute la tumeur, la libre circulation étant interrompue, par suite de la contraction des faisceaux fibreux qui forment le pourtour de l'anneau, auquel des adhérences se forment quelquefois assez vivement avec le sac herniaire.

Nous dirons, qu'en général, lorsque l'anneau est très-dilaté, l'étranglement ne se produit guère qu'après un long séjour de la hernie dans les bourses, surtout si le malade ne s'inquiète pas de la faire rentrer.

Le sac herniaire commence par contracter des adhérences sur tout le trajet des vaisseaux spermatiques, de la partie inférieure de la hernie jusqu'à l'anneau. Quelquefois, ces adhérences ont lieu à l'anneau seulement.

Ces accidents, de quelque nature qu'ils soient, sont occasionnés par l'usage d'un appareil mal approprié, qui laisse descendre la hernie et s'oppose ensuite à sa libre rentrée.

Un jour nous fûmes appelés chez une dame de 40 ans, à laquelle nous avions précédemment donné nos soins pour des varices; cette dame était affectée depuis deux ans d'une hernie crurale, dont une pudeur mal placée faisait cacher l'existence à son mari même; elle n'avait par conséquent jamais porté d'appareil contentif. La tumeur n'était pas rentrée depuis deux ou trois jours, et présentait tous les caractères de l'étranglement à la dernière période; elle était décolorée, il y avait une tension, un ballonnement extrême du siége de la tumeur à l'abdomen, suppression des selles, hoquets, vomissements, fièvre, affaiblissement du pouls, face pâle, altérée et recouverte d'une abondante sueur froide; enfin la malade était à deux doigts de la mort. Quand nous arrivâmes, le médecin de la maison venait d'aller chercher un de ses confrères pour tenter l'opération de la hernie, à laquelle la malade et son mari ne consentaient qu'avec une inquiétude facile à comprendre.

Le mari nous demanda s'il n'y avait pas d'autres moyens à employer avant d'avoir recours à l'opération; nous lui répondîmes que nous n'avions pas qualité pour nous prononcer sur une décision du médecin qui avait jugé cette opération opportune; et ce n'est que sur ses insistances réitérées, que nous fîmes monter un bain chaud pour y mettre la malade, qui y resta deux heures, après quoi nous fîmes usage d'applications émollientes, et en moins de deux heures, nous pûmes opérer la réduction de la hernie et sauver la malade.

Quand peu après, le médecin et le chirurgien arrivèrent, ils ne furent pas peu surpris de trouver tranquillement endormie et hors de danger la personne que l'un de ces messieurs avait quittée trois heures auparavant dans un état désespéré.

Les faits que nous venons de citer n'ont d'autre but que de bien pénétrer les malades de tous les moyens à employer, et de n'arriver qu'à la dernière rigueur à cette opération qui est trop souvent funeste. Nous devons aussi rappeler que les bains et les applications émollientes ne doivent être amenés à une température un peu élevée que progressivement, afin de ne pas augmenter l'état inflammatoire des parties.

Nous savons fort bien que ce n'est pas par ce procédé que l'on traite les malades dans les hôpitaux. Non, dans ces établissements on soigne par la glace les malades qui se trouvent dans cette malheureuse situation. Dans le cas d'étranglement, la glace peut réussir, mais rarement, attendu qu'elle ne fait qu'augmenter les *contractions spasmodiques*, et conséquemment resserrer de plus en plus l'anneau sur le collet du sac herniaire, tandis que les bains et les applications émollientes, sagement administrés, amènent la souplesse des parties engouées ou étranglées, et dilatent les ouvertures qui leur ont livré passage, ce qui donne la facilité de réduire promptement la tumeur.

Nous n'insisterons pas davantage sur la nécessité d'employer les remèdes chauds de préférence aux remèdes froids, en pareille circonstance ; nous nous permettons, et nous nous bornons à poser aux hommes compétents la question suivante : la façon dont on traite les malades dans les hôpitaux n'est-elle pas l'une des causes principales qui donnent si peu de succès aux nombreuses opérations qui ont lieu dans ces établissements ?

Quant à nous, nous affirmons que les plus belles, les plus éloquentes théories du monde ne prévaudront jamais devant la pratique qui nous a donné de si heureux résultats.

Ce n'est pas à dire cependant qu'il faille employer toujours le même degré de chaleur, toujours les mêmes applications ; non ! loin de nous cette pensée ; les affections et les cas varient tellement, que l'on doit préalablement examiner avec soin la tumeur, afin de pouvoir conseiller à tel ou tel sujet, ce que réclame sa maladie.

En général, les malades mettent une extrême négligence, et apportent beaucoup de retard à consulter les personnes compétentes ; ils ont beau souffrir, on les entend souvent tenir ce langage : « il y a déjà « bien des années que je suis atteint de cette hernie, « elle sortait et rentrait toujours facilement ; ce « n'est que depuis deux ou trois jours que je ne puis « la réduire. » Quelquefois ils ne s'aperçoivent même pas que leurs souffrances sont causées par l'étranglement de la tumeur. Cet état de choses est très-dangereux, beaucoup de malades payent de leur vie cette fâcheuse imprudence ; nous ne saurions trop les engager à ne pas rester dans une situation aussi périlleuse, dès qu'ils ressentent des symptômes de cette nature.

Le meilleur moyen de prévenir l'étranglement et ses tristes conséquences, c'est d'appliquer toujours un bandage bien fait et bien approprié sous tous les rapports à la hernie que l'on a à contenir. Malheureusement, on voit journellement les pharmaciens, les herboristes, etc., vendre des bandages de la main à la main, ou appliquer des appareils dont ils ne connaissent pas mieux l'usage que le malade qui en achète pour la première fois. De leur inexpérience naissent les complications que nous avons énumérées dans cet ouvrage. Et, qui paye cette maladresse? toujours le sujet hernié, qui ne peut souvent conserver que quelques jours le mauvais appareil qu'on lui a donné, et qui se voit bientôt obligé de s'adresser à d'autres personnes pour arrêter les progrès de sa hernie.

Nous n'avons nullement la prétention d'obtenir un *monopole professionnel*, attendu qu'il y a encore parmi les bandagistes de la capitale quelques hommes intelligents qui mettent leur noble dévouement à soulager ces tristes affections. Ce que nous conseillons aux personnes atteintes de hernies, c'est de s'adresser de suite, non pas *aux marchands de bandages proprement dits*, mais bien à ceux qui consacrent leur vie à l'étude sérieuse de ces maladies, et à l'application intelligente des remèdes que cette étude et l'expérience leur ont fait connaître.

HERNIES IRRÉDUCTIBLES

Indépendamment des cas que nous venons de citer, il y a des hernies qui ne sont réductibles ni par la situation horizontale du sujet, ni par le taxis ; ces faits ont surtout lieu quand la tumeur est ancienne, et que le malade ne s'est jamais occupé de la faire rentrer ; alors, dans la portion herniée, l'accumulation des matières solides, liquides ou gazeuses, ainsi que la constriction plus ou moins forte exercée par les faisceaux fibreux sur le collet du sac, produit bientôt l'engouement de la tumeur, et le péritoine formant le sac herniaire contracte des adhérences sur toute l'étendue de ce dernier.

Lorsqu'après les bains et les applications émollientes, on ne peut parvenir, par le taxis, à réduire la hernie, il faut accepter le fait accompli, et faire usage d'un appareil à pelote concave bien conditionné, de manière à contenir la tumeur, et à empêcher en même temps l'augmentation de son volume.

Lorsque la hernie irréductible est devenue scrotale, ce qui arrive souvent, surtout lorsqu'il y a complication d'hydrocèle, on doit maintenir le tout par l'usage continuel d'un suspensoir.

Nous avons rencontré souvent des malades atteints de hernies épiploïques et irréductibles, par suite d'adhérences; chez ces malades une portion d'intestin cherchait à sortir par l'anneau inguinal. On doit, bien entendu, en pareille circonstance, laisser de côté la portion qui ne peut être réduite, pour ne s'occuper que de celle qui tend à franchir l'anneau en la contenant par un bon appareil.

En terminant ce chapitre, nous ne saurions trop recommander aux malades de n'apporter aucun retard à consulter un homme de l'art dès qu'ils ressentent les symptômes de la hernie, ou bien encore quand de nouvelles complications viennent s'ajouter à celles qui existent déjà. Beaucoup de sujets, atteints de hernies, n'osent pas se faire voir; ils sont dominés par cette pudeur mal placée, qui ne devrait plus exister de nos jours, attendu qu'elle doit son origine à ce préjugé, qui a fait classer cette affection parmi les maladies honteuses. Eh bien, nous leur dirons qu'ils sont dans une complète erreur ; cette affection n'est ni honteuse, ni constitutionnelle, mais bien simplement accidentelle ; en effet, de toutes les personnes composant cette immense société qu'on appelle le genre humain, quelle est celle qui, bien portante aujourd'hui, oserait affirmer que dès demain, elle ne sera pas affligée d'une ou de plusieurs hernies? Non, nul ne doit avoir la prétention d'en être exempt, pas même celui qui les traite, malgré qu'il puisse prendre toutes les précautions à cet égard.

Il est si facile, au début de cette maladie, d'en opérer, sinon la guérison chez tous les sujets, mais au moins d'y apporter un soulagement, qu'on trouve plus qu'étonnant que des milliers de personnes gémissent en silence sous le poids de cette terrible infirmité qui, si souvent, a pour conséquence finale la perte du malade.

Après la réduction des hernies volumineuses qui, depuis quelque temps, séjournent hors de la cavité abdominale, certaines perturbations prennent naissance dans les fonctions du malade. Nous leur avons recommandé de ne point s'occuper des coliques, des étouffements, des maux de cœur et d'estomac qui pourraient survenir ; nous avons attribué ces accidents à la compression qu'éprouvent entre eux les intestins après la réduction ; les seuls soins à prendre en pareille circonstance sont les suivants :

Après la réduction de la tumeur, les tissus du scrotum étant restés flasques, pendants, distendus, on doit faire sur ces parties des lotions d'eau froide ou de liquide astringent, afin de donner du ton et de la fermeté aux parties relâchées que l'on doit soutenir avec un suspensoir jusqu'à ce qu'elles aient repris leur état normal.

APPLICATION DES APPAREILS

A la hernie inguinale.

L'application des appareils, pour être bien faite, demande un grand soin, une pratique et des connaissances toutes spéciales. Il est urgent de bien connaître la fabrication des appareils, afin d'y faire, quand le besoin l'exige, les modifications jugées nécessaires; il faut encore agir avec un grand discernement : 1° Pour examiner la structure et la constitution du sujet; 2° Pour se rendre compte de la position, et de la nature de la hernie que l'on a à contenir. Les cas sont tellement multipliés, qu'il est impossible de les énumérer ici; mais nous dirons comme observations générales, que, pour que l'application soit bonne, efficace, pour qu'elle réponde aux résultats qu'on doit en attendre, il faudrait un appareil spécial pour chaque sujet.

Malheureusement, les hernies ne sont pas ainsi traitées, à Paris, pour un certain nombre de personnes, et en province, pour la presque totalité.

Ces affections sont confiées à ceux qu'on appelle marchands de bandages, qui sont : les selliers, bourreliers, couteliers, brocanteurs, quincailliers, épiciers, herboristes et pharmaciens, tous gens de bonne foi, sans doute, mais incompétents en cette matière ; ils ont chez eux quelques bandages qui sont tous pareils, et que l'on pourrait appeler omnibus, parce qu'ils vont à tout le monde, mais qui ne s'appliquent bien à personne. Ces bandages, disons-nous, sont tous semblables, quant à la pelote, au collet du ressort et à son inclinaison ; en ce qui concerne le degré de compression, il y en a peu de bons, ils sont ou trop forts, ou trop faibles, c'est-à-dire que les neuf dixièmes de ces bandages sont insuffisants pour contenir les hernies naissantes, sans compter qu'ils perdent de jour en jour leur force compressive, et n'en ont plus aucune au bout de deux ou trois mois de service. Ceux de ces appareils qui sont forts n'ont aucune souplesse, aucune flexibilité ; ils ressemblent à une barre de fer courbée que l'on placerait autour du corps ; ils n'ont aucune façon, ni tournure ; l'extrémité ou queue du ressort abîme, brise la région dorsale ; un vide existe sur la hanche, du côté de la hernie, et la pelote mal fixée sur le ressort vient blesser d'une manière affreuse, ou les ganglions, ou les vaisseaux spermatiques ; de sorte qu'ils ne contiennent pas les hernies, déterminent l'étranglement par leur mauvaise application, et ne sont pas supportables même pour les sujets les moins sensibles ; sans compter les malades atteints d'une hernie inguinale du côté droit, et qui portent un bandage destiné au côté gauche et *vice versa*. Dans ce cas, la partie inférieure de la pelote, qui devrait comprimer l'anneau de bas en haut, se trouve placée à deux ou trois centimètres, soit en dedans, soit en dehors, ou au-dessus de l'orifice herniaire ; ajoutons que cette dernière position de la pelote est la plus dangereuse, car après avoir laissé sortir la hernie, elle s'oppose à sa libre rentrée, et détermine dans un temps plus ou moins long l'étranglement de la tumeur, qui, ainsi que nous l'avons dit, conduit aux plus funestes résultats. Et, malheureusement, ces cas sont fréquents ; aussi, voyons-nous tous les jours des malades atteints de hernies scrotales considérables, descendant parfois jusqu'à deux ou trois doigts de l'articulation *fémoro-tibiale* (genou), venir nous consulter en nous disant : « J'ai

« porté un bandage aussitôt que je me suis aperçu « de ma hernie, j'ai changé plusieurs fois d'appa- « reils, et malgré cela, je n'ai pu ni la contenir, ni « même m'opposer à l'accroissement de son vo- « lume ; il faut dire que l'on me vendait mon ban- « dage de la main à la main, sans me l'essayer, sans « se rendre compte s'il convenait à ma hernie. » En pareil cas, le vendeur est souvent plus embarrassé que le malade, car, bien que ce dernier n'ait pas les connaissances nécessaires, il a au moins acquis nne certaine habitude de placer son propre appareil.

Nous allons citer un fait que nous tenons d'un malade, qui voyant quelques bandages-rossignols en montre, s'adressa chez une de ces personnes qui ont le privilége de cumuler les professions : de louer des costumes de bal, de vendre des habits, et aussi à l'occasion des bandages. Cet homme, en entrant, demanda un appareil pour le côté droit, on lui en donna un pour le côté gauche ; après avoir insisté pour avoir ledit bandage pour le côté droit, tel qu'il l'avait demandé, le marchand lui répondit avec assurance, que les mêmes bandages pouvaient être appliqués indifféremment à droite ou à gauche ; eh bien ! dit le malade, appliquez-le-moi ; ce que le marchand essaya de faire sans pouvoir y parvenir, comme bien on le pense. Le malade impatienté dit : Je vois que votre métier est de vendre des habits, et non des bandages. Et il partit sans prendre l'objet qui, selon le dire du brocanteur, pouvait avec avantage être accommodé à toutes les sauces. Nous pourrions multiplier les récits faits par les malades, si nous ne craignions d'abuser de la complaisance de nos lecteurs.

Que d'accidents arrivent tous les jours, et que de milliers de personnes atteintes de cette pénible infirmité, devenue incurable par suite de l'inexpérience ou de la maladresse des personnes auxquelles elles se sont confiées.

Pendant que nous sommes au chapitre de l'application, nous allons dire quelques mots sur la façon dont on traite les malades dans les hôpitaux et à l'assistance publique. Les appareils que l'on délivre dans ces établissements, sont dans les cinq sixièmes des cas, insuffisants, par leur mauvaise confection et leur application défectueuse ; les personnes qui se trouvent dans la nécessité de demander gratuitement un appareil, sont toujours pauvres, et très-souvent atteintes d'infirmités trop longtemps négligées ; eh bien ! que donne-t-on à ces malades ? Des appareils qui ne peuvent même pas servir, pour les cas ordinaires, parce qu'ils sont mal contournés, trop rigides, peu garnis, et pourvus de pelotes énormes, dures. Ils ne contiennent pas les hernies, blessent les sujets qui, pour la plupart, sont obligés de les mettre de côté au bout de huit ou quinze jours ; quant à ceux qui les supportent, ce n'est pas sans endurer des souffrances presque intolérables; et c'est ainsi que sont servis ces malades qui, pour avoir un bandage gratuit, sont obligés de perdre deux ou trois demi-journées, en visite, obtention de certificat, et enfin, pour aller chercher l'appareil dont l'administration les gratifie.

Ce n'est pas sur l'administration que doit peser la responsabilité de ces inconvénients, et des accidents qui en résultent ; elle qui donne aux hôpitaux les fonds nécessaires pour se procurer des appareils non pas très-soignés, mais au moins d'une qualité ordinaire. La faute, disons-nous, doit retomber sur ces personnes trop zélées, qui, pour posséder le titre de fournisseur des hôpitaux (titre que tout le monde peut avoir, du reste, moyennant rabais), soumissionnent, chose honteuse à dire, jusqu' à 45 et 50 pour cent au-dessous du tarif de l'administration; et comme personne ne fait la guerre à ses dépens, c'est donc au détriment de la bonne confection et au préjudice des malades, que ces produits sont livrés à des prix aussi minimes. Oh ! fournisseurs brévetés des hôpitaux, que ce titre vous soit prospère ! mais en attendant, s'il nous était permis de vous donner un conseil, nous vous dirions bien haut : soyez moins empressés à soumissionner avec une réduction extrême des prix, et apportez un peu plus de connaissances pratiques à la fourniture des appareils destinés à soulager les milliers de personnes, qui, faute de moyens pour se les procurer, gémissent sous le poids d'une terrible infirmité ; ne vous laissez donc pas guider uniquement par l'esprit spéculatif.

N'est-il pas pénible de dire, qu'au milieu de ce siècle de lumières, on trouve encore des gens assez complaisants pour appeler progrès cet état de choses; quant à nous, plus soucieux de rendre hommage à la vérité, et d'exprimer nettement, franchement, notre pensée, nous pouvons dire que c'est de la charité fort mal entendue, que c'est une tache dans un tableau superbe, et, selon nous, il n'y aura de véritable progrès que quand les produits seront bons, irréprochables, et livrés aux hôpitaux à des prix modérés.

Les sujets atteints de fortes hernies sont les premières victimes de ces imperfections, car ne pouvant espérer avec ces appareils aucun soulagement, ils sont obligés un jour ou l'autre d'en suspendre l'usage et de s'adresser ailleurs.

Les modèles de bandages que l'on a inventés depuis une quarantaine d'années, sont très-nombreux, et la plupart n'ont eu qu'une renommée éphémère, et sont ensuite tombés dans l'oubli le plus profond, sans trouver d'imitateurs, parce qu'ils n'étaient bons qu'en théorie, mais inapplicables dans la pratique.

Le bandage anglais, qui a été prôné par quelques médecins, est d'une déplorable application ; ses pelotes sont mobiles, et au moindre mouvement que fait le sujet, soit pour tousser, éternuer, lever un fardeau, soit pour monter et descendre les escaliers, ou le marche-pied d'une voiture, le plus petit refoulement des intestins imprime à la pelote un mouvement d'arrière en avant ; un vide se forme bientôt, et la hernie paraît immédiatement et fait des progrès rapides, si on n'a le soin d'y remédier. En examinant ce bandage en théorie, il est parfait et paraît remplir son but, et ne pas gêner le malade qui le porte, mais quand on passe à la pratique, on ne rencontre en lui qu'imperfection et insuffisance, même pour les hernies récentes.

Il y a encore les bandages sans ressorts, qui sont non moins défectueux que les bandages anglais, mais aussi plus dangereux que ces derniers. Voici pourquoi : leurs auteurs prétendent (nous verrons s'ils ont raison) que pour bien contenir une hernie, on doit introduire la pelote dans l'anneau afin d'en boucher complétement l'orifice ; ainsi, ils font des ceintures en tissus, ou en cuir, munis de pelotes côniques, en métal, et recouvertes seulement d'une simple peau ; ces pelotes, dures et de forme tout à fait cônique, sont placées dans l'anneau sous prétexte d'opérer la cure de la hernie.

Eh bien, nous affirmons, sans crainte d'être contredit par les personnes réellement compétentes, n'en déplaise à leurs auteurs, que ces pelotes produisent les effets les plus terribles, les plus désastreux qu'on puisse jamais s'imaginer. Voici pourquoi : afin de nous faire mieux comprendre de nos lecteurs, nous allons examiner la structure du sujet, ou plutôt la forme du bassin; nous lui trouvons deux diamètres, le diamètre antéro-supérieur et le diamètre transversal, c'est ce dernier qui est le plus grand; or, dans la pratique, si nous appliquons sur ce bassin un appareil en tissu, ou en cuir, c'est-à-dire un bandage sans ressort, sans compression directe, il en résulte que nous sommes obligés de serrer les hanches ou parties latérales du corps sans obtenir la moindre pression d'avant en arrière, puisque le bassin est de forme ovale; ce n'est donc qu'en serrant fortement le sous-cuisse que nous arrivons à faire pénétrer cette pelote cônique dans l'anneau.

Examinons maintenant les résultats qu'elle y produit; à chaque pas que fait le sujet, à chaque mouvement de flexion, et particulièrement en montant, ou en descendant les escaliers, à chacun de ces mouvements, disons-nous, la pelote vacille dans l'anneau, le perfore, le dilate et en agrandit de plus en plus l'orifice, ce qui détermine rapidement une augmentation considérable du volume de la tumeur, jusqu'à ce que le sujet fatigué de cette situation, en arrive à changer d'appareil.

Nous allons citer quelques exemples : M. N..., demeurant n° 24, rue Vivienne, jeune homme de 22 ans, étant atteint d'une hernie inguinale naissante peu prononcée, appliqua, sur l'ordre de son médecin, l'appareil dont nous venons de parler; au bout d'un mois cet appareil devint insuffisant ; le malade alla de nouveau trouver son médecin, qui constata une augmentation de la hernie, et fit mettre un appareil du même genre que le premier, mais avec une pelote plus forte, qui produisit, par conséquent, une dilatation plus grande, et relative au volume et à la convexité de ladite pelote. La hernie devint bientôt scrotale, et M. N..., désolé, alla trouver le docteur Chable, qui nous l'adressa. Nous appliquâmes au sujet un appareil à brisure, avec pelote anatomique et à pression; la hernie fut bientôt maîtrisée; M. N... fit ensuite usage de notre procédé spécial qui lui procura une cure radicale en moins de quatre mois.

M. B..., cultivateur à Villeneuve-Saint-Georges, âgé de 65 ans, atteint d'une hernie inguinale depuis quelques années, nous a affirmé qu'ayant, pendant un mois, fait usage de l'appareil sans ressort précité, il avait vu doubler d'étendue le diamètre de l'anneau inguinal.

M. R..., à La Ferté-sous-Jouarre, 55 ans, blessé des deux côtés, a mis, dès le début, un bandage double sans ressort; les hernies ont acquis, en peu de temps, un volume considérable, et celle du côté gauche était descendue dans le scrotum; elle présentait de fortes adhérences au contour de l'anneau inguinal, et sur le trajet des vaisseaux spermatiques; ce n'est qu'après quinze jours d'applications émollientes suivies que nous sommes parvenu à en opérer complétement la réduction.

M. L..., de Péronne (Somme), 28 ans, appliqua, dès le début de sa hernie, le genre d'appareil précité, et vit, en peu de temps, sa hernie devenir énorme. Ce sujet fut guéri, par nous, après quatre mois.

M. B..., rue Chapon, 38 ans, a fait usage, pendant trois ans, de ce système de bandage, qui ne put contenir un seul instant sa hernie; nous lui appliquâmes un appareil circulaire à pression; la hernie ne reparut point, et, après trois mois de soins, il fut entièrement guéri.

M. L..., 4, rue Popincourt, 27 ans, avait une légère pointe de hernie; il n'a porté que trois mois environ cet appareil, et l'anneau inguinal, présentait une dilatation de près de quatre centimètres.

Nous pourrions citer une quantité considérable de noms, si nous ne craignions d'abuser de l'attention de nos lecteurs. Nous dirons seulement que les bandages sans ressorts, quels qu'ils soient, munis de pelotes convexes s'introduisant dans l'anneau, sont les plus dangereux que l'on ait jamais pu inventer pour les hernies de la partie inférieure de l'abdomen; mieux vaudrait ne pas porter de bandage.

Oui, nous le disons sincèrement, et sans parti pris, ces bandages sont nuisibles, dangereux ; ils dilatent l'anneau, le perforent, et, en détruisant *la cohésion des tissus,* ils rendent à jamais impossible la cure de la hernie, chez les sujets qui en ont fait longtemps usage ; dans ce dernier cas, on doit se borner à obtenir une amélioration dans la situation de la hernie. Nous portons le défi le plus formel à qui que ce soit, de trouver sur cent sujets herniés, pris au hasard, un seul, chez lequel cet appareil puisse être appliqué, non pas avec des résultats satisfaisants, mais seulement sans danger.

Nous admettons bien que certaines personnes trouvent bons et parfaits les produits qu'ils fabriquent, plutôt par routine qu'avec connaissance de cause; mais nous trouvons au moins singulier qu'il y ait encore aujourd'hui quelques médecins pour recommander à leurs malades des appareils dont la pratique et l'expérience ont démontré les funestes effets.

Il faut bien que l'on sache que les appareils destinés à contenir les hernies, datent des temps les plus reculés. Ainsi, si nous remontons seulement jusqu'au quinzième siècle, nous voyons qu'on y faisait des bandages sans ressorts semblables à ceux dont nous venons de parler. Toutefois, la fabrication des pelotes était mieux comprise ; elles étaient composées de laine, de bourre, de crin, ou encore de linge ; elles étaient souples, et fixées sur une ceinture de cuir ou de toile ; on y mettait un ruban ou cordon, pour sous-cuisse, afin d'en empêcher le déplacement. Ces appareils soutenaient, tant bien que mal, les hernies qu'on avait à combattre ; mais à cette époque, il fallait faire, comme le sage, se contenter de peu, puisqu'il n'y avait pas autre chose. Depuis ce temps, le progrès a marché rapidement ; nous devons donc employer à la contention et à la guérison des hernies, les appareils que la pratique nous a fait reconnaître comme étant les mieux confectionnés.

Nous allons dire quelques mots relativement à un bandage d'*invention américaine ;* son auteur habite New-York. Ce bandage simple, c'est-à-dire pour une seule hernie, se compose d'un ressort demi-circulaire, rigide et muni à sa partie antérieure d'une pelote d'ivoire, cônique, et représentant la petite extrémité d'un œuf de poule; elle s'introduit dans l'anneau, comme celle du bandage sans ressort dont nous avons déjà parlé.

L'application de cette pelote présente les mêmes inconvénients, la même gravité que celle du bandage sans ressort; comme celle de ce dernier, elle détruit les tissus, et dilate d'une façon affreuse l'anneau sur lequel on l'applique; l'auteur de ce bandage a cependant, lui aussi, la prétention de guérir les hernies par ce système ; il se trompe singulièrement, nous en avons plusieurs fois acquis la preuve; nous allons seulement citer deux exemples :

Au mois de juin 1867, nous avons vu Mme Brestell, âgée de 25 ans, venant d'Amérique. Cette dame était atteinte depuis 8 ou 10 ans d'une hernie inguinale, qu'elle avait eue à la suite d'une chute; comme elle ne se fatiguait pas, elle n'avait jamais porté d'appareil avant le mois de septembre 1866. Lorsqu'elle appliqua cet appareil à pelote d'ivoire, sa hernie égalait le volume d'une petite noisette; elle fit bientôt de rapides progrès, et quand Mme Brestell vint nous voir au mois de juin 1867, l'anneau inguinal était très-dilaté, et la hernie présentait le volume d'un gros œuf de poule; nous lui appliquâmes immédiatement un appareil à pression; au bout de quelques jours elle suivit notre procédé, et elle fut guérie après trois mois et demi de soins; nous la revîmes environ un an après ne portant plus d'appareil.

Au mois de septembre 1868, nous vîmes M. James Brown, de New-York, jeune homme de 19 à 20 ans ; il était atteint d'une hernie inguinale depuis 5 ou 6 mois seulement. Il mit de suite ce bandage américain cité plus haut ; cette pelote produisit des ravages dans l'anneau inguinal, le dilata et fut la cause d'une augmentation énorme dans le volume de la tumeur. Outre la déplorable application de cette pelote, elle avait encore le grand inconvénient, en se déplaçant, de venir blesser, meurtrir les ganglions ; nous fûmes obligé, malgré l'état de gravité dans lequel se trouvait la hernie, de suspendre l'usage du bandage, jusqu'à ce que les applications émollientes eussent fait disparaître ces traces de désordre. Nous lui placâmes ensuite un appareil à pression ; quinze jours après, il suivit notre procédé qui lui procura une cure radicale au bout de trois mois.

Ainsi, pour les hernies de la région inférieure de l'abdomen (inguinales, crurales et sous-pubiennes), nous n'admettons que les appareils à ressorts, c'est à-dire exerçant une pression directe sur la hernie, de telle façon que quand le malade tousse, éternue, fait des efforts violents, le refoulement intestinal ne puisse dans aucun cas vaincre l'action du bandage.

Quant au choix de l'appareil, il appartient au praticien, qui doit juger le genre, la forme, le degré de compression, d'inclinaison, le diamètre de la pelote-

que réclame telle ou telle hernie. Cependant nous dirons que le bandage à brisure, à inclinaison et à pelote dorsale doit avoir la priorité, au moins dans les neuf dixièmes des cas, attendu qu'on peut lui donner instantanément la force et le degré d'inclinaison jugés nécessaires.

La pelote de cet appareil doit avoir au plus trois centimètres d'épaisseur; elle ne doit être que légèrement bombée, souple et élastique surtout pour les sujets maigres; sa longueur et sa largeur doivent être proportionnées au diamètre de l'anneau sur lequel elle doit porter exactement; elle ne doit pas appuyer sur le pubis, afin de ne pas fatiguer les vaisseaux spermatiques et les différents tissus, ce qui diminuerait du reste la pression sur l'anneau. Le ressort doit être adhérent sur toute la circonférence du corps, mais sans serrer ce dernier, c'est-à-dire que la force compressive, partant de la pelote qui s'appuie sur la région sacrée, va toujours en augmentant et se concentre dans le collet du ressort, au bout duquel est fixée la pelote destinée au maintien de la hernie. Lorsqu'il s'agit de bandages à ressorts français, le collet doit être également plus fort que les autres parties, et l'élasticité du ressort doit aller en augmentant jusqu'à son extrémité ou queue, qui doit toujours dépasser de deux ou trois doigts au moins la colonne vertébrale du côté opposé à la hernie, de façon à exercer une bonne pression, sans trop fatiguer le sujet, et à former de la pelote à la queue du ressort une ligne antéro-postérieure oblique. Le ressort ne doit jamais laisser de vide sur la hanche, condition indispensable à la bonne application; la pelote doit être maintenue dans les mêmes conditions qu'il est dit pour l'appareil à brisure.

Lorsqu'on a affaire à des sujets pourvus d'embonpoint, atteints de hernies intestinales et *épiploïques* (entéro-épiplocèle), ou *épiploïques* seulement (épiplocèle), ces dernières étant très-glissantes et par conséquent difficiles à maintenir, il est urgent d'apporter des modifications à la pelote : elle doit être un peu plus bombée; la pelote dite anatomique, lorsqu'elle est bien faite, réussit ordinairement en pareille circonstance; elle est à coussinet et se termine à sa partie inférieure par un prolongement de garniture qui dépasse de trois ou quatre centimètres la plaque d'acier sur laquelle est fixé le sous-cuisse, que l'on boutonne, pour un bandage du côté droit, sur la partie postérieure de la cuisse gauche, et *vice versa*.

La plaque d'acier qui supporte la pelote anatomique est de forme triangulaire, mais moins longue que la plaque à bec-corbin. Quand on a à contenir une hernie rebelle, on doit l'employer de préférence parce qu'elle s'applique mieux, et sa partie inférieure, composée d'une garniture souple, peut porter sur le pubis sans jamais fatiguer les vaisseaux spermatiques, ce qui arrive souvent avec les pelotes à bec-corbin.

La pelote anatomique peut être appliquée à tout système de ressort, mais surtout au bandage français, dit demi-corps, et au bandage circulaire appelé tour de corps; nous avons toujours employé ce dernier appareil avec beaucoup de succès. Quand le ressort est bien fait, bien contourné, bien incliné, suivant la structure du bassin, il ne se déplace pas, et le malade peut supporter le ressort le plus fort sans aucune fatigue, parce que cet appareil enveloppe le corps sans le serrer, et la pression est exercée seulement sur la partie affectée.

Quand on traite une hernie congénitale (ou de naissance), on doit apporter une attention particulière à bien dégager le testicule de la tumeur que l'on réduit entièrement en laissant l'organe descendre librement, en l'exonérant de toute compression, après quoi on place l'appareil sur l'anneau pour empêcher la sortie des portions herniées qui sont très-glissantes. Que de funestes erreurs constatons-nous, tous les jours, chez des sujets de tout âge, atteints de hernie congénitale, dont un ou même les deux testicules sont toujours restés soumis à la compression du bandage, lorsqu'il était si facile au début d'éviter cet état anormal, en faisant ce que nous avons indiqué plus haut.

On rencontre aussi souvent des sujets chez lesquels les testicules ne sont pas descendus, sont restés dans l'anneau inguinal, sans que pour cela ces sujets soient atteints de hernies ; voici comment ces faits malencontreux arrivent : ces personnes voyant les organes de la génération descendre sur le trajet des vaisseaux spermatiques, dans la direction des bourses, prennent cela pour des hernies, sans se rendre compte de l'absence des deux organes dans le scrotum (beaucoup de personnes ignorent, du reste, la situation normale des organes génitaux) ; et, si malheureusement ils s'adressent à quelqu'un d'incompétent, qui, soit par ignorance, soit par l'appât de la vente d'un bandage, s'empresse de refouler dans l'abdomen les glandes testiculaires, l'application du bandage, dans cette circonstance, amène bientôt l'*atrophie complète* de ces organes.

Nous avons vu quelques-uns de ces exemples émanant directement du médecin, d'autres fois par son ordre, ce qui ne vaut guère mieux. Eh bien, nous le disons avec regret, il est pénible de voir que notre époque nous fournisse encore de ces monstruosités sans nom.

Aussi, nous conseillons fortement aux parents

des enfants chez lesquels les testicules restent à l'ouverture de l'anneau inguinal ou près de cette ouverture, de faire prendre, deux ou trois fois par semaine, des bains de son à une température modérée, et pendant quelque temps; après avoir couché l'enfant, appliquer des cataplasmes émollients. Ces cataplasmes seront composés de la manière suivante : graine de lin, feuilles de mauves, de guimauve, et de bouillon blanc, une petite poignée de chaque espèce, que l'on fait infuser dans un demi-litre d'eau; on couvre le vase contenant l'infusion, on laisse un peu refroidir le liquide; on prend un morceau de flanelle pliée en deux ou trois, on l'imbibe de ce liquide, et on le place sur la région du bas-ventre et sur le trajet des bourses; on imbibe de nouveau cette flanelle chaque fois qu'elle se refroidit, et quand le liquide est épuisé, on applique le marc encore humide, comme on a fait de la compresse. Pour conserver un peu la chaleur de ces compresses, on doit les recouvrir d'une feuille de taffetas gommé.

Ce petit traitement, aussi facile que peu dispendieux, est le seul applicable en pareil cas; il a toujours été suivi, chez nous, des plus heureux résultats; il a pour but de faire disparaître la rétraction, l'ondulation qui existent dans le cordon testiculaire, d'y produire la souplesse et la distension nécessaires pour le faire arriver à l'état normal. Ce traitement peut être suivi de réussite jusqu'à dix-huit à dix-neuf ans; passé cet âge, il n'y a plus rien à faire, on est forcé d'accepter le fait accompli.

Chez les enfants de six ou sept ans, et au-dessus, qui se trouvent dans ces conditions, il est prudent d'appliquer sur l'anneau un bandage à ressort très-élastique, doux, muni d'une pelote dite olive, à garniture très-souple; cet appareil doit être bien confectionné; il ne doit exercer qu'une légère pression sur l'anneau, sans jamais porter sur le testicule qui doit gagner peu à peu sa position naturelle; si l'appareil comprimait cet organe, ou simplement son cordon, il s'ensuivrait des souffrances insupportables, et le remède serait pire que le mal.

On doit aussi faire faire à l'enfant quelques exercices journaliers, tels que promenades, danse, gymnastique, etc... afin de lui faire dépenser une quantité suffisante de forces physiques, mais en subordonnant ces exercices à la constitution de l'enfant, sans trop le fatiguer.

APPLICATION DES APPAREILS

à la hernie crurale

Ce que nous avons dit de l'application à l'égard de la hernie inguinale, doit être observé pour la hernie crurale, en ce qui concerne le degré de force compressive que réclame la hernie ; seulement, nous ferons remarquer que cette tumeur n'atteint jamais un bien grand volume, qu'on la rencontre particulièrement chez la femme, qu'elle s'échappe par l'arcade crurale, située dans le pli de la cuisse, au-dessus et près des ganglions, avec lesquels le défaut d'expérience la fait confondre quelquefois. Il faut donc que l'appareil destiné à contenir cette hernie ait le collet beaucoup plus court que celui qu'on emploie pour la hernie inguinale ; que ce collet soit bien cintré, bien contourné, et prenne pour ainsi dire une direction verticale. La pelote doit, dans la grande majorité des cas, être petite, presque plate, en forme d'olive, souple, et pourvue d'un coussinet, afin de ne pas blesser la partie interne de la cuisse, quand le sujet s'assied, ou quand il se baisse ; une pelote trop grande, ou de forme triangulaire aurait l'inconvénient de se déplacer dans les mouvements de flexion du corps. On ne saurait apporter trop de soin à l'établissement de cet appareil, et à son application, attendu que cette hernie affecte spécialement les dames (environ quatre-vingt-seize fois sur cent), et que chez elles le sous-cuisse est gênant, sa présence pendant la marche peut blesser les grandes et même les petites lèvres ; il faut donc, autant que possible, s'abstenir d'en mettre.

Nous dirons, en terminant ce chapitre, que la hernie crurale s'étrangle facilement, et que l'opération en est très-délicate, à cause des nombreux vaisseaux et artères que l'on rencontre dans cette région, et qu'il n'est pas toujours facile d'éviter.

APPLICATION DES APPAREILS

aux hernies ombilicales, ventrales, etc.

Il existe à l'égard de la hernie ombilicale de bien fâcheuses erreurs ; l'expérience nous en a fourni de nombreuses preuves. Ainsi, beaucoup de praticiens ne font aucune différence entre la tumeur sortie par l'anneau ombilical et celle qui s'est développée sur un rayon de cinq à vingt millimètres, à côté de cet orifice, soit en haut, soit en bas, à droite ou à gauche ; ce sont là des faits regrettables, et nous allons essayer de le démontrer ci-après.

Pour la hernie ombilicale proprement dite, c'est-à-dire celle qui sort directement par l'anneau, on doit, autant que possible, appliquer un appareil à ressort, afin d'obtenir une compression directe. Cet appareil doit être ajusté selon la structure du sujet, de manière à ne laisser aucun vide sur toute la circonférence du corps ; le diamètre de la pelote doit être proportionné à la dilatation de l'anneau ; la saillie de cette pelote peut varier beaucoup, selon que la région de l'anneau ombilical est plate, ou qu'elle présente un enfoncement plus ou moins considérable. La pelote doit être souple, élastique ; elle doit comprimer l'issue qui a livré passage à la hernie, afin d'empêcher cette dernière de reparaître.

Maintenant, nous allons examiner les résultats que produit le bandage dont nous venons de parler, sur une hernie qui a son point de sortie sur l'un des côtés et près de l'anneau ombilical.

En effet, si nous n'apportons de sensibles modifications dans le ressort, et surtout dans la pelote, qu'arrivera-t-il ? La pelote, bien que placée sur la tumeur, abandonnera sa position au premier mouvement que fera le sujet, et viendra appuyer sur l'anneau, ce qui permettra à la hernie de se porter en dehors et déterminera, incontestablement, et dans un bref délai, une augmentation considérable de la tumeur, surtout si le malade tousse beaucoup, ou s'il fait des efforts. On rencontre fréquemment des personnes affligées de hernies énormes, dans cette région, et que l'on appelle vulgairement éventrations. Eh bien! nous le disons avec regret, ces terribles accidents n'ont souvent pas d'autres causes qu'une mauvaise application de l'appareil au début.

A la hernie dont nous nous occupons, on doit appliquer une pelote presque plate, douce, et d'un diamètre supérieur à celui qui a livré passage à la tumeur, car il est bon que toute la région ombilicale soit soutenue, afin que de nouveaux accidents ne puissent se produire à côté.

Ainsi l'appareil à pelote bombée, dite à boudin, n'est applicable qu'à la hernie sortie par l'anneau ombilical. Quant à celles qui se développent sur la région voisine de cet anneau, sur la ligne blanche et sur l'estomac, c'est toujours une pelote plate ou presque plate que l'on doit employer; il faut aussi, dans les derniers cas que nous venons de citer, modifier les ressorts, surtout pour la hernie de l'estomac.

Chez les sujets atteints de hernie ombilicale ou de la région voisine, et dont l'abdomen est développé au point que sa partie inférieure forme un bourrelet graisseux retombant jusque sur les cuisses, on est souvent obligé d'appliquer, indépendamment du bandage, une ceinture, pour soutenir le paquet intestinal, qui, s'il n'est pas bien maintenu, fatigue et tiraille péniblement l'estomac; ce bourrelet graisseux et la partie supérieure des cuisses, se trouvent soumis à un contact et à un frottement continuels, qui déterminent bientôt une inflammation de l'épiderme et des démangeaisons atroces. Les personnes des deux sexes, qui se trouveront dans les conditions ci-dessus indiquées, feront bien de lotionner fréquemment ces parties avec de l'eau froide, et de mettre ensuite un peu de poudre de riz ou d'amidon, afin d'éviter ces inconvénients plus que désagréables.

GUÉRISON DES HERNIES

La guérison des hernies a déjà été l'objet de bien des tentatives; on a essayé de l'obtenir par la *suture*, l'*invagination de la peau*, les *scarifications profondes*, le *point doré*, la *cautérisation* et aussi par le procédé barbare de la *castration*. Ces procédés, généralement abandonnés aujourd'hui, ont cependant réussi quelquefois ; mais le malade était souvent obligé de conserver un appareïl herniaire toute sa vie, attendu que l'opération avait lésé non-seulement les parties sur lesquelles elle avait porté, mais encore les parties voisines, sans compter qu'une autre hernie pouvait souvent se produire à côté de celle déjà opérée.

Le meilleur procédé, croyons-nous (et nous pensons pouvoir en donner suffisamment la preuve), c'est de donner du ton, de la fermeté aux parties relâchées, dilatées; de chercher à produire l'*adhésion normale* de ces parties entre elles, par des toniques, des astringents, et d'appliquer avec intelligence un appareil convenable, de façon à obtenir une oblitération complète de l'anneau par lequel sont sortis les viscères.

Nous n'avons nullement la prétention de dire que toutes les hernies peuvent être guéries; non, il y a des sujets chez lesquels une constitution débile, maigre, lymphatique doit faire renoncer à l'espoir d'une guérison; mais cependant, nous croyons pouvoir affirmer, que si tous les sujets malades étaient bien traités, les hernies maintenues à l'aide de bons appareils, on pourrait obtenir au moins quatre-vingt-dix guérisons sur cent sujets atteints de hernies.

Nous avons, au chapitre de l'application, expliqué pourquoi on rencontre si souvent des malades dans de si funestes situations, au point de se trouver dans l'impossibilité d'espérer une guérison; nous ne croyons pas devoir revenir sur ce sujet.

Nous pouvons dire que la guérison des hernies ne

dépend nullement de l'âge du sujet jusqu'à 35 ans, et que l'on doit fixer toute son attention sur la constitution du malade et sur la nature de sa maladie. Si la plupart des personnes âgées de 55 ans et au-dessus, affligées de hernies depuis longtemps, ne cherchent pas à se faire guérir, c'est parce qu'elles manquent de persévérance, et ne veulent même pas faire usage d'un bon appareil compresseur; suivant elles, la fin de leur carrière approche, et elles préfèrent la continuer avec l'infirmité qui les affecte depuis un plus ou moins grand nombre d'années. Cette idée fixe est souvent dangereuse pour le malade; un étranglement peut se produire subitement, et à cet âge, l'opération conduit à peu près à une mort certaine; les exemples de réussite sont malheureusement très-rares.

Tous les sujets, à part de rares exceptions, bien constitués et dont les tissus aponévrotiques de la région abdominale sont serrés, offrent une certaine résistance, sans cependant être trop chargés de graisse, peuvent être guéris jusqu'à 35 ans; passé cet âge, on doit examiner avec soin les sujets qu'on a à traiter, attendu qu'on rencontre des malades chez lesquels toute tentative de guérison reste sans effet.

Le volume de la hernie et son ancienneté ne mettent point obstacle à la guérison radicale toutes les fois que les tissus sont dans de bonnes conditions ; il faut en excepter, bien entendu, les personnes atteintes de toux chronique et d'asthme ; ces malades pourraient être également guéris de la hernie, mais cette dernière pourrait, à un moment donné, reparaître, par suite des efforts de la toux, si on supprimait l'emploi du bandage.

Il est donc inutile chez les sujets herniés, atteints de toux chronique, de tenter une guérison sans rechute, puisqu'ils doivent conserver toute leur vie un appareil contentif.

Nous avons guéri des malades âgés de 55 à 65 ans, affectés de hernies très-volumineuses, datant de 20 à 25 ans, et sept ou huit mois après la guérison nous avons pu faire suspendre l'usage du bandage.

Lorsque la hernie est ancienne et développée, nous ne pouvons prescrire le traitement à suivre sans un examen préalable du sujet ; lorsque ce dernier est éloigné de nous et qu'il se trouve dans l'impossibilité de se déplacer, il peut faire constater l'état de sa maladie par un médecin, ou bien encore transmettre lui-même des explications bien détaillées sur la situation de sa hernie, son origine, son ancienneté, et sur son volume.

Les sujets atteints de hernie naissante pourront se conformer aux prescriptions suivantes : ils appliqueront un appareil bien conditionné, tant sous le rapport de la force compressive que de la dimension de la pelote et de sa forme; ils tiendront constamment sur l'anneau des compresses imbibées de liquides fortement astringents, tels que vin aromatique ou de gros vins du Midi dans lesquels ils feront infuser une bonne poignée de roses de Provins par litre, ou bien encore par l'application d'une pommade tonique composée de la manière suivante : quina pulvérisé, 5 grammes; noix d'acajou, 5 grammes; racine de bistorte, 5 grammes; noix de galle, 5 grammes; huile de palme, 20 grammes; pommade rosat, 20 grammes. Ces compresses ou pommades seront placées sur l'anneau et renouvelées tous les jours; l'appareil sera appliqué par dessus, de façon à ne jamais laisser sortir la hernie.

Ce traitement devra être continué pendant trois ou quatre mois, mais on devra conserver l'appareil plusieurs mois après la guérison pour prévenir toute rechute. Pendant les quarante premiers jours du traitement, le malade devra autant que possible éviter les efforts, les lourds fardeaux, l'équitation, la danse, la gymnastique, l'usage des instruments à vent, et les rapprochements sexuels; il ne devra pas prendre de grands bains chauds pendant le traitement ni quelques mois après; mais il pourra prendre des bains froids, et aussi faire des lotions froides et même glacées, sur la partie inférieure de l'abdomen.

Le traitement ne nécessite aucun repos extraordinaire, ni changement dans les habitudes du malade, mais il est cependant nécessaire d'éviter autant que possible les excès de tout genre.

OPÉRATION DES HERNIES

OPÉRATION DE LA HERNIE INGUINALE

Quand tous tous les moyens ont échoué pour réduire une hernie étranglée, il faut arriver à l'opération, qui doit être faite sans retard.

Le sujet doit être couché sur son lit, dans une position telle, que toute la paroi abdominale soit relâchée; l'opérateur procède d'abord à la division des parties : la première incision doit être faite dans le sens de l'axe de la tumeur, et s'étendre de quinze à vingt millimètres au-dessus du bord de l'anneau, à la partie inférieure de la hernie. Il est essentiel de mettre à découvert la partie sur laquelle doit porter le débridement, et aussi de diviser les téguments, de manière à faciliter l'écoulement du pus; le sac ouvert avec précaution doit être divisé dans la même direction. Si la hernie est compliquée d'hydrocèle, il faut ouvrir en même temps les deux tumeurs. Pott, Sabatier et Richter, préféraient l'*incision au dehors*, portée sur le pilier externe de l'anneau; Platner et Heister pratiquaient, au contraire, la division sur le pilier interne ou inférieur; d'autres opéraient de l'un ou de l'autre côté, indifféremment. Cependant, Desault préconisait l'*incision du côté opposé* où se trouve le cordon testiculaire.

Cette incision peut être pratiquée de dehors en dedans, ou de dedans en dehors, mais elle doit toujours être proportionnée au volume de la tumeur; dans le cas où la peau serait adhérente aux enveloppes de la hernie, et ne pourrait en être séparée par un pli cutané, l'incision doit être conduite avec beaucoup de prudence, et être peu profonde, afin de ne pas léser l'intestin. Quand la peau est molle, on conseille de soulever un pli cutané au-dessus de la tumeur pour faire cette première incision qui doit dépasser d'un centimètre au moins les extrémités de la hernie, pour rendre plus facile son débridement.

Afin d'arrêter les petites *hémorrhagies* que produit cette première incision par la section des *artérioles* superficielles, on fait des lotions froides, l'un des aides passe une éponge fine sur la plaie et étanche le sang qui gênerait l'opérateur.

On continue ensuite l'incision par les couches *sous-cutanées* du sac en y apportant beaucoup de précautions; on soulève avec une pince les feuillets qui recouvrent la hernie, et on incise chaque couche, puis on introduit une sonde cannelée que l'on glisse jusqu'aux extrémités de la tumeur; le bistouri est introduit dans la cannelure, le tranchant en haut, pour diviser successivement toutes les enveloppes jusqu'au sac que l'on incise ensuite avec beaucoup d'attention, afin de ne pas blesser l'intestin. Beaucoup d'opérateurs, soulèvent, au moyen d'une pince, un pli du sac pris entre des circonvolutions intestinales, et que l'on distingue par sa transparence. On incise le pli près des pinces de façon à permettre l'introduction d'une sonde cannelée pour diviser le sac dans toute son étendue.

En général, l'intestin est d'une couleur variable ; sa surface est pourvue de petits vaisseaux assez nombreux, sa couleur, d'un rouge plus ou moins foncé, selon le temps qu'a duré l'étranglement.

On doit exercer de légères *tractions* sur l'intestin, afin d'en opérer la réduction sans débridement, s'il est possible. Le siége de l'étranglement étant reconnu, on incise l'anneau constricteur dans des proportions suffisantes et de préférence du côté où on ne rencontre pas de vaisseaux. M. Vidal pratiquait des incisions sur plusieurs points de l'étranglement, et cette méthode a été acceptée par plusieurs praticiens. On pratique le débridement avec un bistouri droit boutonné, on entoure la lame de cet instrument d'une bandelette de linge, de façon que la partie tranchante s'introduisant dans l'anneau, ne soit longue que d'un centimètre. On conduit le bistouri sur une sonde cannelée, ou sur le doigt indicateur, lorsqu'il est possible de le faire pénétrer jusqu'au siége de l'étranglement. On divise l'anneau, et on y engage le doigt, afin de porter le débridement plus avant; les aides écartent et maintiennent les bords de la plaie et les intestins, afin qu'ils ne retombent pas sur les instruments.

Le procédé de M. Malgaigne consiste à faire l'opération sur l'étranglement lui-même : on prolonge l'incision en bas et en haut dans une étendue suffisante pour le volume de la hernie; on divise couche par couche tous les tissus jusqu'au péritoine; cependant, si l'étranglement a été déterminé par une ouverture fibreuse, on laisse le sac intact, et on réduit la hernie; quand la constriction est très-forte, on pratique une petite incision au péritoine, et on soulève le collet au moyen de la *sonde cannelée*.

Lorsqu'il s'agit d'un sac herniaire ayant un double ou un triple collet, le siége de l'étranglement est très-étendu et remonte quelquefois jusqu'à l'anneau supérieur du canal inguinal; il est alors prudent, pour ne pas donner lieu à une hémorrhagie violente, de procéder, comme l'indique M. Vidal, par plusieurs incisions dont l'étendue est proportionnée au volume de la tumeur.

Dans la hernie intestinale, on doit s'assurer si l'intestin est sain, et dans ce cas, on l'attire un peu au dehors, et on détruit les adhérences, on fait passer doucement dans la cavité abdominale les gaz qui y ont produit le gonflement de l'anse intestinale, et on procède graduellement, en ayant soin de faire rentrer d'abord les dernières parties échappées, de façon à terminer la réduction par celles qui sont sorties les premières. Lorsque la hernie est composée d'intestin et d'épiploon, c'est toujours par ce dernier qu'on doit terminer la réduction.

Dans les cas *de gangrène* des intestins herniés, M. Vidal propose de faire avec le bout du bistouri une petite incision superficielle sur la partie malade; si la circulation existe encore, une grosse goutte de sang apparaît promptement, et dans ce cas, on peut réduire l'intestin. Lorsqu'il y a doute sur l'existence de la gangrène, il est prudent de retenir au niveau de l'anneau la partie malade, car alors on pourra établir le cours des *matières fécales* par l'ouverture abdominale.

Lorsqu'il est indispensable d'établir un anus contre nature, on a le plus grand soin de ménager les adhérences qui unissent la partie de l'intestin au collet du sac, et retiennent l'intestin, en dehors de la cavité abdominale.

Si l'étranglement rendait impossible l'évacuation des matières fécales, on introduirait une sonde à l'extrémité supérieure de l'intestin pour en faciliter l'écoulement.

Quand l'épiploon est atteint de gangrène, on incise au niveau des portions non affectées, on fait une *ligature* sur chaque vaisseau, et l'épiploon ainsi lié est retenu à l'ouverture de l'anneau. Après avoir terminé chaque opération, on a soin de bien laver la plaie ainsi que ses bords; on procède au pansement qui consiste à appliquer une forte couche d'axonge, non-seulement sur la plaie, mais sur toute la surface abdominale. Certains opérateurs font mettre sur la partie incisée de *petites cardes de charpie* enduites de cérat, d'autres se servent de linge fenêtré pour recouvrir la plaie, et ils appliquent sous ce linge de petits plumasseaux de charpie.

Avant de faire lever le malade, on lui met un bandage bien approprié à la circonstance.

OPÉRATION DE LA HERNIE CRURALE

La hernie crurale est composée des mêmes éléments que la hernie inguinale. Elle se dirige d'abord en bas dans la gaîne des vaisseaux fémoraux, puis traverse la lame du fascia et remonte vers l'abdomen, sous les lames du tissu cellulaire sous-cutané. C'est presque toujours à l'ouverture du fascia que l'on rencontre le collet du sac ainsi que l'étranglement, ce dernier est à l'*anneau aponévrotique*; cependant l'étranglement a quelquefois son siége à l'ouverture supérieure du canal ou bien dans le canal même; alors c'est le collet qui détermine l'étranglement.

Pour opérer le *débridement*, on pratique une

incision simple ou cruciale parallèle au grand diamètre de la tumeur. On procède avec beaucoup de précautions à la dissection des couches de tissus enveloppant la tumeur. Le fascia est très-mince en cet endroit et pourrait, dans certains cas, être confondu avec le sac. On voit aussi quelquefois ce dernier recouvert par des pelotons graisseux qui pourraient faire commettre une erreur du même genre. L'incision des feuillets qui recouvrent la hernie doit donc être pratiquée avec une grande prudence et une attention suivie, afin de ne point opérer un débridement en dehors du sac, lorsque le collet de celui-ci est la cause de l'étranglement.

Le débridement doit être porté de préférence en dehors et en haut, pour éviter une lésion de la veine saphène. L'étranglement étant, ainsi que nous l'avons déjà dit, à l'anneau aponévrotique, lorsqu'après avoir débridé l'anneau on s'aperçoit que l'étranglement a été causé par le collet du sac, on cherche à l'attirer un peu au dehors pour faciliter l'opération.

Le pansement que nous avons indiqué pour la hernie inguinale, est applicable à toutes les hernies de l'abdomen.

L'appareil que doit mettre le malade avant de se lever, doit être confectionné spécialement pour ce genre de hernie, ainsi que nous l'indiquerons au chapitre de l'application.

OPÉRATION DE LA HERNIE OMBILICALE

Les tissus recouvrant cette hernie sont très-minces, très-délicats, et la plupart du temps, le sac ne contient pas ou peu de sérosité; ces circonstances rendent l'opération difficile et exigent de la part de l'opérateur une grande habileté.

Cette hernie n'est que très-rarement étranglée au collet du sac; on pratique donc des incisions cruciales, pour ménager au péritoine toute inflammation. Pelletan et Cooper conseillaient de ne débrider que l'ouverture fibreuse, sans atteindre le sac. Le débridement multiple qu'a préconisé Vidal, est préférable, surtout si la hernie est volumineuse.

Lorsqu'on pratique le débridement par une seule incision, on doit toujours la diriger en haut et à gauche, afin de ne point rencontrer les vaisseaux ombilicaux.

Si aucun accident grave ne survient après l'opération, tout revient peu à peu à l'état normal : on applique, sur la partie malade, un appareil que le sujet est obligé de conserver très-longtemps, souvent toute sa vie ; il est aussi urgent, surtout s'il est pourvu d'embonpoint, de lui faire porter une ceinture enveloppant tout l'abdomen, pour soutenir la masse intestinale, et empêcher la distention, les tiraillements des tissus sur lesquels a porté l'opération.

On doit aussi, après toute espèce d'opération de hernie, éviter pendant quelque temps les efforts, les secousses, les brusques contractions, la constipation, les grandes fatigues ; en un mot, il faut, pendant plusieurs mois, de grands ménagements, afin que de semblables accidents ne se reproduisent pas.

CHUTE DE LA MATRICE

La *descente de la matrice* peut avoir trois degrés différents : dans le premier cas, que l'on désigne ordinairement sous le nom de *relâchement,* l'utérus est placé un peu au-dessous de sa position normale; le second, qu'on appelle *descente,* a lieu lorsque le col se présente au fond du bassin; et le troisième consiste dans la sortie de la matrice en dehors des parties génitales externes et prend alors le nom de *prolapsus complet.*

Les personnes atteintes du premier degré de cette affection peuvent devenir enceintes; pendant la grossesse, l'utérus se porte en haut à mesure qu'il prend du volume, se maintient au-dessus du *détroit abdominal;* dans quelques cas fort rares, il reste en partie dans l'excavation, et on remarque que le *limbe* inférieur fait saillie dans la *vulve* pendant les efforts de la *parturition.*

L'abaissement s'observe normalement, par suite de l'âge; il cause de la gêne et des troubles fonctionnels, même quand il est simple; il n'est réellement très-douloureux que lorsqu'il existe une complication. On remarque quelquefois l'abaissement de la matrice sans alongement marqué, avec *hypertrophie sous-vaginale* du col. Il peut survenir lentement ou brusquement; dans ce dernier cas, il est causé par une blessure : on le rencontre surtout chez les femmes très-âgées. Dans l'allongement hypertrophique du col avec baissement, les troubles sont peu caractérisés, tant que le col n'a pas franchi la vulve; l'hypertrophie peut n'avoir pour siége qu'une des lèvres du col. L'allongement de la partie sus-vaginale du col peut être un vice congénital de la conformation du col utérin, mais le plus ordinairement il survient par suite du manque de *retrait de l'utérus,* après l'accouchement ou l'avortement; l'allongement a lieu avant l'abaissement; c'est après que ce dernier s'est produit que les fatigues, les douleurs se manifestent.

Dans le renversement, on remarque un changement dans la forme de l'utérus : le fond de l'organe est venu passer à travers le *museau de tanche*, et l'organe tout entier s'est retourné, de manière que la face interne devenue externe se trouve en contact direct avec la *muqueuse vaginale;* on sent dans le vagin une tumeur molle, lisse, arrondie en bas, étranglée en haut par l'orifice externe de l'utérus, autour duquel le vagin forme un cul-de-sac, qui ne permet le passage d'aucun instrument, circonstance qui permet de distinguer cette tumeur d'un *polype.*

Les manœuvres maladroites ou brusques pendant l'accouchement, ou les efforts violents que fait la femme avant que l'appareil génital ait eu le temps de reprendre sa situation normale, sont les causes ordinaires de ce renversement. Les tiraillements pénibles que produit un polype volumineux peuvent aussi occasionner quelquefois ce déplacement.

Dans le renversement complet, quand l'utérus occupe encore le petit bassin, on sent à travers la région hypogastrique le globe utérin formé par la matrice renversée : la base est en bas et le sommet en haut. Chez les femmes maigres, on remarque le bourrelet formé au sommet de ce globe par le col de l'organe assez developpé.

Quand le renversement est compliqué de la chute ou prolapsus complet, la *cavité pelvienne* est complétement vide; on trouve en dehors une tumeur rougeâtre, inégale, *fongueuse*, très-sensible, et qui est pourvue à son sommet d'un bourrelet formé par le repli du col.

Cette affection est souvent suivie d'accidents plus ou moins graves, suivant le degré de déplacement; on remarque bien souvent, sur la surface de l'utérus où était fixé le placenta, que de violentes hémorrhagies se déclarent et mettent souvent en péril la santé de la malade.

Quand le renversement survient brusquement, la malade éprouve des douleurs déchirantes, auxquelles succèdent bientôt des convulsions et des syncopes inquiétantes; de violentes fièvres se manifestent, des douleurs atroces se font sentir, et souvent une *péritonite* aiguë amène promptement la mort de la patiente.

Le plus souvent cette affection est due à une maigreur subite par suite de maladie, ou par une largeur trop considérable dans l'excavation et dans le détroit inférieur du bassin, par les grossesses réitérées, par les hydropisies, qui détruisent la fermeté des tissus, privent la matrice de support et lui permettent de descendre plus ou moins bas. Cette maladie est très-fréquente, surtout chez les femmes qui ont eu plusieurs enfants; elle est rare chez les vierges; cependant, nous avons vu quelques exemples de chute de l'utérus chez des jeunes filles de treize à seize ans.

A mesure qu'elle descend, la matrice entraine avec elle la partie supérieure du vagin, qui se replie sur la portion voisine du col; les trompes et les ligaments prennent une direction verticale, la paroi antérieure du rectum, et la paroi postérieure de la vessie sont amenées vers l'excavation; dans le relâchement de la matrice, on trouve le col alongé, incliné et porté vers le *coccyx*. Quand le prolapsus est complet, on remarque entre les cuisses de la malade une tumeur volumineuse, qui se trouve tapissée par le vagin renversé; on voit également à sa partie inférieure le col de l'utérus. La vessie s'est déplacée, est descendue, s'est portée en arrière, et occupe la place que la matrice a abandonnée. L'urètre se trouve dans une situation horizontale, et l'urine est souvent dirigée en avant, et quelquefois aussi vers le ventre de la malade. Soumise au contact de l'urine, et froissée par les cuisses pendant la marche, la membrane du vagin s'enflamme, s'ulcère, et donne lieu à des plaies gangréneuses. On ne doit pas hésiter, lorsque cet accident se produit, à prendre la position horizontale et à exercer une légère pression pour remonter les parties deplacées à leur position normale; dans certains cas, il est indispensable de garder le lit plusieurs jours et d'avoir soin, avant de reprendre ses occupations ordinaires, d'appliquer un appareil convenable, soit la *ceinture hypogastrique* ou *le pessaire*, suivant le cas et la constitution du sujet. Le *diagnostic* des chutes de l'utérus est quelquefois difficile à préciser, attendu que la distance à laquelle cet organe est situé de l'ouverture vaginale varie selon les sujets. Cependant, en examinant avec soin les parties génitales, on pourra distinguer à l'abaissement du col utérin, la tumeur formée par cet organe, des relâchements fibreux ou autres, qui dans certains cas, peuvent produire des effets à peu près analogues.

Dans le prolapsus incomplet, on remarque que l'utérus est moins alongé, que la tumeur est plus arrondie, et qu'elle reprend d'elle-même sa position normale quand le sujet se couche, au lieu que dans le cas précédent la tumeur est pour ainsi dire fixée au milieu du bassin ; on évite toute méprise en examinant le sujet dans différentes positions et en le faisant tousser.

Un sentiment de distension dans le bassin, des tiraillements dans l'estomac, des douleurs vives dans les reins, dans les cuisses, et quelquefois dans toute la longueur des jambes, et enfin une faiblesse générale, sont les signes caractéristiques de l'*hystéroptose*.

Les accidents qui proviennent de la chute de la

matrice sont très-variés; les uns sont dûs aux changements survenus dans la situation et dans le rapport des parties, les autres prennent leur source dans les sympathies qui unissent l'organe affecté aux principaux viscères; enfin, la matrice, en descendant, comprime le rectum et l'urètre, et par ce fait occasionne une constipation souvent opiniâtre et des envies fréquentes d'uriner, qui ne font évacuer que quelques gouttes d'urine. A mesure que le déplacement devient plus considérable, les phénomènes prennent plus d'intensité; ils augmentent par suite d'une station prolongée, ou après une longue course; mais ils diminuent généralement quand la malade prend la position horizontale. On rencontre des cas, où les personnes ne peuvent expulser ni les matières *stercorales*, ni l'urine, qu'après la *réduction de la matrice.*

Une vive irritation de la membrane muqueuse vaginale cause souvent un *flux leucorrhéique*, qui, quelquefois, est difficile à combattre.

Les accidents locaux produits par le déplacement de la matrice, peuvent ne point exister quand ce déplacement n'est pas considérable, ou peuvent diminuer d'intensité lorsqu'il est ancien; les accidents sympathiques déterminés par la même cause se manifestent fréquemment et deviennent les seuls phénomènes appréciables de cette affection.

C'est à tort que certains auteurs prétendent que le premier degré de la descente de la matrice est exempt d'incommodités; nous avons rencontré des femmes atteintes de toux sèches, continuelles, au point de ne pouvoir pousser un cri aigu et prolongé; ces femmes, atteintes quelquefois de maigreur subite, pouvaient faire croire à l'existence d'une affection des organes de la respiration, tandis que ces phénomènes n'avaient pour cause que le relâchement ou le déplacement de la matrice, qui ne donnait lieu à aucun symptôme local. Les coliques presque continuelles, les tiraillements d'estomac, les faiblesses, les troubles digestifs, les maux de reins, sont les symptômes caractéristiques du déplacement plus ou moins considérable de la matrice, et font quelquefois croire à l'existence d'une autre maladie, telle que la *gastrite* ou entérite. Cette affection est si fréquente et les erreurs du diagnostic sont si fâcheuses, qu'on ne doit pas hésiter, quand des phénomènes de cette nature se produisent, d'explorer les parties génitales, afin de s'assurer de la situation de la matrice.

Malheureusement, les dames affligées de cette maladie attendent souvent des années avant de se faire soigner et il en résulte alors une complication qu'on ne parvient à maîtriser qu'avec un long traitement, et à l'aide d'appareils gênants; il est si facile, au début, de guérir cette affection que nous engageons vivement les dames à n'apporter aucun retard dans les soins nécessaires, dès qu'elles ressentent les symptômes que nous avons énumérés.

En général, toutes les affections secondaires de la matrice peuvent amener dans un temps plus ou moins long le déplacement de cet organe. Ces affections sont : les *pertes blanches* ou *rouges*, l'*inflammation du col utérin*, qui est souvent causée par les pertes; l'*inflammation des ovaires*, de *la muqueuse vaginale*, les *ménorrhagies réitérées*, la *suppression* brusque de la menstruation, etc.

Les malades pourront connaître elles-mêmes le genre et le degré d'affection dont elles sont atteintes, en se reportant à la description que nous avons faite de chacune de ces maladies, au chapitre de leur classification générale.

RÉDUCTION DE LA MATRICE

On doit, avant tout, faire évacuer la vessie et le rectum.

Pour pratiquer la réduction de l'utérus et de la hernie de la vessie ou *cystocèle vaginale*, on fait prendre à la malade la même position que celle que nous avons déjà indiquée pour réduire une hernie; les cuisses écartées et fléchies, on enduit d'un corps gras la tumeur que l'on saisit à l'aide du pouce et des deux premiers doigts de la main droite, ou avec les deux mains, si le volume l'exige; on refoule peu à peu les parties déplacées en introduisant deux doigts dans le vagin, et on remonte la tumeur aussi haut que possible. On rencontre quelquefois des cas où la matrice, déplacée depuis longtemps, vient former entre les jambes de la malade un volume considérable et qui ne peut être réduit que par les bains émollients. On procède comme nous l'avons indiqué à l'égard des hernies. Aussitôt que les parties déplacées sont remises à l'état normal, on applique un pessaire qui maintient l'organe en place. Le choix du pessaire appartient *au praticien ;* la nature du déplacement qu'il a à combattre le guide pour la forme et le volume que doit avoir l'instrument.

On fait des pessaires de buis, d'ivoire, d'argent, de gomme, de caoutchouc, etc. On emploie généralement ceux de caoutchouc, à air mobile, à cause de leur légèreté, et de la facilité avec laquelle on peut les introduire et les retirer, en les roulant sur eux-mêmes ; aussitôt qu'ils sont placés à leur position intra-vaginale, on les gonfle au moyen d'un insuflateur, et on leur donne le volume nécessaire à la contention. Lorsqu'il s'agit d'une chute de l'utérus, on donne presque toujours la préférence *au pessaire gimblette,* muni d'une ouverture circulaire destinée à recevoir le col de l'utérus; par cette ouverture, s'échappent les mucosités et le sang menstruel au moment des règles.

Il est des cas, cependant, où le pessaire gimblette présente des inconvénients assez graves pour faire renoncer à son emploi ; c'est lorsque la matrice, poussée avec force de haut en bas, soit par une toux opiniâtre ou par des efforts, vient s'engager dans l'ouverture du pessaire, ce qui occasionnerait bientôt une inflammation, des ulcérations et même une hypertrophie du col de cet organe. On remplace alors le pessaire gimblette par le pessaire pelote que l'on gonfle également après l'introduction; il résiste mieux à la pression de l'utérus. Il convient également d'appliquer ce dernier modèle pour la contention du prolapsus vaginal, parce que, occupant une plus grande portion du canal vaginal, il s'oppose plus facilement au dédoublement de la partie supérieure du canal.

Le *pessaire sphérique*, exerçant une très-forte compression sur la vessie et le rectum, ne doit être appliqué que dans les cas jugés strictement nécessaires. Lorsque l'on place le pessaire en tissu recouvert de gomme élastique, qu'il soit rond ou ovale, ou à cuvette, on présente le côté plat dans le sens de la fente vulvaire et une fois introduit dans le va gin aussi haut que possible, on le retourne en lu. faisant faire un mouvement de bascule, de façon qu'il se trouve dans le sens horizontal, et que le col de la matrice vienne reposer sur l'ouverture centrale du pessaire. Quand les malades sont dans l'impossibilité de se procurer le pessaire à air mobile en caoutchouc, à cause de son prix un peu plus élevé, nous les engageons à faire usage de celui de gomme et de forme ovale ; on l'introduit dans le sens de sa longueur. Son application fatigue moins l'entrée vaginale, et il se déplace moins facilement que le pessaire rond.

Quel que soit le genre de pessaire dont les malades font usage, elles doivent préalablement l'enduire d'huile, de beurre ou de cérat afin d'en faciliter l'introduction, et le retirer au moins tous les trois ou quatre jours, le nettoyer, et rafraîchir les parties génitales avant de le replacer. Une extrême propreté de ces parties est de rigueur, si l'on veut éviter les accidents trop fréquents et souvent déplorables de l'inflammation, de l'ulcération et du cancer de l'utérus.

Aussi, dans les affections secondaires, on devra retirer le pessaire tous les soirs pour le replacer le matin.

Nous recommandons aux malades de ne faire usage du pessaire, quel qu'il soit, que dans les cas d'absolue nécessité, c'est-à-dire lorsqu'on ne peut maintenir la matrice par l'application de l'appareil hypogastrique qu'on emploie pour les cas suivants : 1° Quand la matrice est seulement placée un peu au-dessous de sa position normale, par suite du relâchement de ses ligaments ; 2° dans les cas d'antéversion, quand le fond de l'utérus se porte en avant dans l'excavation du bassin, vient s'appuyer sur la vessie, et que son col refoule le rectum ; 3° dans la rétroversion où le col de la matrice est dans la situation opposée à celle de l'antéversion, il se porte en avant et appuye sur la vessie, tandis que le fond de l'utérus se dirige en arrière et pèse sur le rectum. Si on introduit dans le vagin le doigt ou le *speculum,* on rencontre la face postérieure de l'utérus s'il s'agit de rétroversion, et la face antérieure, s'il y a antéversion.

Dans les trois cas principaux que nous venons d'indiquer, ainsi que dans les latéro-versions, dans les déviations si variées et si fréquentes, dans l'abaissement et l'obliquité de la matrice, on soutient l'organe par l'application d'une ceinture hypogastrique, ou au moyen d'une ceinture en tissu dite abdominale.

La ceinture hypogastrique se compose d'une plaque en acier, bien garnie de laine, et pourvue à l'intérieur d'un mécanisme destiné à donner telle ou telle pression jugée convenable au maintien de l'organe. Cette plaque, ou plutôt cette pelote, doit être appliquée immédiatement au-dessus de la partie osseuse du pubis ; elle a pour but de soutenir l'utérus et la masse intestinale. Sur cette pelote sont fixés deux ressorts circulaires passant horizontalement sur les *os iliaques* ou les hanches, et se réunissant sur la région sacrée, où ils sont attachés avec une courroie. On remarque, chez certaines femmes affectées de déplacements ou de déviations, des douleurs de reins très-intenses et qui ne disparaissent même pas par l'application de la ceinture hypogastrique, quoique l'organe soit bien soutenu ; pour remédier à ces inconvénients, on change le mode d'attache de la ceinture, on remplace la courroie par une large pelote dorsale sur laquelle sont fixées deux vis qui reçoivent l'extrémité de chaque ressort.

La ceinture en tissu doit être d'une confection et d'une forme spéciales ; on doit l'appliquer de préférence aux dames pourvues de beaucoup d'embonpoint, et dont les organes génitaux sont en état de relâchement ; elle doit embrasser la partie inférieure de l'abdomen et exercer une pression de bas en haut ; une petite pelote en forme de croissant, placée au bas de cette ceinture, en augmente encore un peu la pression, et soutient avec plus d'efficacité les parties relâchées.

Indépendamment des affections dont nous venons de parler, toutes les personnes des deux sexes, qui ont l'abdomen très-développé et dont la partie inférieure descend sur les cuisses, devraient porter une ceinture; elles éviteraient par cette précaution de pénibles accidents.

Nous regrettons de mettre ce triste tableau sous les yeux de nos lecteurs, mais notre devoir nous y oblige. Eh bien ! l'expérience nous a démontré que sur cent femmes, soixante au moins sont affectées de déplacements plus ou moins graves de la matrice, et qui, dans un temps donné, finissent par devenir incurables. Pourquoi ces déviations et ces déplacements sont-ils aussi multipliés ? C'est parce que les dames ne se préoccupent pas assez de porter une ceinture pendant leur grossesse ; oui, toutes les dames devraient, à partir du quatrième mois de la gestation, porter une ceinture pour soutenir l'abdomen et empêcher une trop grande distension des ligaments de l'organe qui porte le fruit de la conception ; elles devraient en outre rester au moins neuf ou dix jours couchées après l'accouchement, avoir le ventre bien bandé, et faire usage de la ceinture pendant quatre ou cinq mois après. Les organes génitaux ne reviennent réellement à leur état normal primitif que six ou sept semaines après la parturition, et à la condition d'être bien traités. Nous ne saurions donc trop engager les dames à prendre des injections rafraîchissantes et légèrement astringentes, pour faire disparaître cette largeur souvent démesurée du canal vaginal et de l'entrée vulvaire, et causée par le travail plus ou moins laborieux de l'accouchement; il est donc indispensable que des soins réparateurs soient promptement apportés, afin d'effacer les traces de ces désordres toujours désagréables. On voit tous les jours que de très-jeunes femmes, après un premier accouchement, ont les organes génitaux très-dilatés et flétris; cet état de chose indique que la malade s'est négligée à la suite de l'accouchement. Il peut en résulter des accidents graves; cette dilatation outre mesure des grandes lèvres et du vagin peut donner lieu à un prolapsus vaginal; d'autres inconvénients peuvent encore avoir leur source dans la trop grande largeur du vagin, ainsi que nous le démontrerons très-prochainement dans un ouvrage destiné spécialement aux dames.

GUÉRISON DE LA DESCENTE DE MATRICE

Le traitement pour la guérison de la chute ou prolapsus de la matrice ne peut être prescrit qu'après un examen attentif des parties génitales, lequel a fait connaître le degré de l'affection que l'on a à combattre.

Lorsqu'il s'agit d'un abaissement du premier degré, d'une *antéversion*, d'une *rétroversion*, d'une déviation, à droite ou à gauche, on emploie les moyens suivants : 1° On doit, avant tout, s'occuper de ramener l'organe à sa position normale au moyen d'un pessaire, d'une ceinture hypogastrique ou autre appareil suivant le cas ; 2° Lorsqu'il existe des pertes blanches, on doit les faire disparaître, avant de commencer le traitement, en prenant des *injections* avec une infusion de cerfeuil, ou avec du *sulfate d'alumine ;* puis on prescrit à la malade un régime tonique, une bonne nourriture ; elle ne doit pas prendre d'aliments gras ni huileux ; ensuite, elle fera usage d'injections astringentes, composées de feuilles de noyer, d'écorce de chêne ou de quinquina, de bains de siége froids ou tièdes suivant la saison, deux ou trois fois par jour ; de bains de mer, ou de rivière s'il est possible ; elle évitera la constipation, en prenant des lavements au son, à la graine de lin, ou à la racine de guimauve.

3° On doit éviter de lever les bras en l'air, de porter de lourds fardeaux ; suspendre pendant quelque temps les relations sexuelles, afin de prévenir les contractions de l'organe générateur ; prendre de douze à quatorze heures de repos par vingt-quatre heures, s'il est possible, surtout dans les premiers temps.

4° Ne pas prendre de grands bains chauds pendant tout le traitement ; se coucher autant que possible sur le dos.

5° Si, pour maintenir l'organe, la malade est obligée de faire usage d'un pessaire, elle devra le retirer tous les soirs après s'être couchée, le mettre dans l'eau, rafraîchir les parties génitales et le replacer le matin avant son lever, en conservant toujours la position horizontale pour faire ces changements. Cette précaution a pour but d'empêcher l'inflammation que causerait inévitablement un trop long séjour du pessaire dans le canal vaginal.

Nous recommandons aussi aux dames de prendre les injections dans la position horizontale, lorsqu'elles ont les appareils nécessaires à cet effet.

En observant strictement ces indications, la malade peut être guérie dans un délai de quatre-vingt-dix à cent vingt jours. Les ligaments de la matrice étant encore très-faibles au bout de ce temps, nous conseillons de faire usage pendant quelque temps d'une *ceinture abdominale*, bien convenable, en tissu, pour soutenir les intestins et protéger aussi l'organe afin d'éviter une rechute; la malade peut, au bout de sept ou huit mois, abandonner cette ceinture si elle n'en a pas besoin pour une autre cause.

OCCLUSION INTESTINALE

Il arrive que, dans l'*anencéphalie*, l'intestin grêle manque quelquefois, soit en partie, soit complétement; il est rare que le gros intestin manque totalement; cependant, on remarque assez souvent l'absence de son origine ou de son extrémité inférieure. Dans le premier cas, il existe une lacune entre lui et l'intestin grêle; dans le second cas, il s'ouvre soit dans la vessie ou l'urètre, soit dans le vagin, si le rectum n'est pas terminé en cul-de-sac.

Le diamètre du canal peut être diminué au point de produire l'occlusion complète; les matières stercorales ne sont plus évacuées ; un ballonnement considérable du ventre, des vomissements violents incessants, etc. ; toutes les fois que cet obstacle existe, qu'il est complet, on observe les mêmes symptômes que dans l'étranglement des hernies.

Les causes de l'occlusion intestinale dans la cavité de l'abdomen peuvent se produire de différentes manières : les unes sont étrangères à l'intestin, et viennent du dehors exercer une pression sur les parois du canal digestif ; les autres se sont développées, soit dans l'intérieur du canal, soit dans ses parois.

Parmi les premières sont les brides formées dans la cavité du bassin, les adhérences entre les divers organes, les tumeurs extérieures à l'intestin. Dans d'autres cas, c'est l'appendice *iléo-cœcale* qui s'enroule autour d'une anse intestinale, l'enveloppe, la serre dans un nœud et l'étrangle. Il en est de même de certaines tumeurs formées en dehors des parois intestinales ; elles arrivent à les comprimer, rétrécissent le diamètre du canal, le ferment complétement, et alors se produit l'occlusion. Le renversement de l'intestin peut encore amener l'occlusion ; l'os iliaque, retenu par un méso-côlon, plus flottant, plus mobile qu'il ne l'est ordinairement, peut se renverser, de façon que sa courbure droite se place à gauche en formant un pli qui produit un étranglement complet. Cette cause est une des plus rares; les mouvements *péristaltiques* de l'intestin suffisent souvent pour remettre l'appareil digestif dans l'état normal. Cette oblitération est plus commune près de l'anus qu'ailleurs; on la trouve rarement sur l'intestin grêle dans la région de l'estomac.

Chez le fœtus, lorsque le canal intestinal, qui d'après les lois de l'organisation doit rentrer dans l'abdomen, vient faire saillie à l'ombilic, il forme la hernie ombilicale congénitale. Nous avons déjà expliqué qu'il se conserve quelquefois des traces de son union avec la vésicule ombilicale; dans certains cas, on remarque que ce canal se porte de l'iléon à l'ombilic; dans d'autres circonstances, cet organe ne présente qu'un appendice plus ou moins long, libre ou adhérent, que l'on appelle diverticule.

Quand les plaies profondes de l'abdomen sont compliquées de la sortie des intestins, si l'ouverture qui leur a livré passage est assez large pour opérer leur réduction, on doit le faire sans retard; il suffit d'exercer sur les parties déplacées une légère pression avec les doigts humectés d'huile, en ayant soin de ne pas intervertir l'ordre des intestins, c'est-à-dire qu'il faut d'abord faire rentrer les parties sorties les dernières, et ainsi de suite.

Il arrive aussi que l'intestin et l'épiploon sont sortis en même temps; il faut toujours terminer la réduction par ce dernier, parce que dans la cavité abdominale, il est placé devant les intestins et les enveloppe.

Plusieurs causes peuvent, dans les cas dont nous venons de parler, rendre impossible la rentrée des parties sorties : parmi ces causes, l'étranglement de l'intestin est la plus commune; il dépend du peu d'étendue de la blessure, du plus ou moins de volume des viscères déplacés, de leur distension, par suite de l'accumulation des matières, surtout si le malade continue à faire des efforts après l'accident; l'intestin est poussé vers l'ouverture, s'y engage, et vient former au dehors une masse volumineuse.

Le frottement des vêtements et le contact de l'air peuvent produire de graves accidents sur les parties déplacées qui s'irritent, deviennent rouges, se tuméfient. Le sujet éprouve des nausées, des vomissements, des douleurs abdominales violentes et persistantes; enfin tous les symptômes de la hernie étranglée se présentent.

On doit d'abord agir par de douces pressions exercées sur les intestins afin de les réduire ; et si on ne peut y arriver, il faut recourir à l'opération, qui consiste à agrandir la plaie faite aux parois abdominales; cette incision doit, autant que possible, être pratiquée en haut dans les régions les moins exposées aux hernies, afin de ne pas affaiblir le tissu, et donner lieu par la suite à d'autres déplacements des viscères.

Si ces plaies sont dans la région de l'ombilic ou de la ligne blanche, on doit, en opérant, ménager ces parties qui se cicatrisent difficilement, ou occasionnent des hémorrhagies toujours graves.

Dans la plupart des opérations, il suffit de diviser les parties les plus résistantes de la paroi abdominale, et arrivé au péritoine, on ne rencontre plus de difficultés pour opérer la réduction des parties. Il peut arriver que cette membrane soit très-résistante et s oppose à la rentrée des viscères; mais il n'y a aucun danger à l'inciser.

On doit aussi, dans le débridement des plaies de l'abdomen, agir avec ménagement sur les parties intérieures, pour permettre à ces parties de revenir plus vite à leur état primitif.

Quand les intestins sont sortis depuis plusieurs jours, ils contractent presque toujours des adhérences plus ou moins solides avec les bords de l'ouverture. Lorsque ces liens sont récents, on peut les détruire et opérer le débridement et la réduction. Mais si ces adhérences sont fortes et que l'étranglement nécessite l'agrandissement de la plaie, il faut procéder comme on le fait à l'égard des hernies, ouvrir l'intestin et débrider avec une grande précaution. Nous avons vu, par suite des plaies de l'abdomen, les intestins adhérents rester au dehors et se couvrir de granulations, et d'une petite cicatrice blanchâtre, mince et n'offrant que très-peu de résistance. On contient ces parties au moyen d'un bandage très-doux et à pelote concave.

Dans les cas simples, lorsque les parois intestinales sont saines et seulement atteintes d'inflammation légère, superficielle, on peut en opérer la réduction. Si, au contraire, elles sont flétries et couvertes de taches grisâtres multipliées, il est préférable de laisser les parties altérées à l'extérieur, en passant à travers les replis du péritoine un fil, qui les empêche de rentrer dans l'abdomen. Des adhérences se forment, et viennent les fixer dans cette situation ; les *escarres* se détachent après quelques jours ; la guérison a lieu par la cicatrisation de l'intestin.

Quand la partie est grangréneuse, on peut, après avoir passé le fil dans le *mésentère,* ainsi que le prescrit M. Méry, faire rentrer l'organe, en laissant sa partie morbide à l'orifice de la plaie. Ce traitement est le plus sûr; mais, malgré que des adhérences formées autour des escarres empêchent souvent l'épanchement des liquides dans la cavité de l'abdomen, ces escarres peuvent aussi, par une cause accidentelle, se détacher brusquement, avant que la plaie n'ait eu le temps de se cicatriser ; ces matières, ne pouvant se répandre extérieurement, pénètrent sur le péritoine et y déterminent une inflammation qui entraîne presque toujours la perte du malade.

Les viscères abdominaux, n'étant pas protégés d'une manière suffisante par les parois latérales du ventre, sont assez souvent le siége de distensions plus ou moins grandes. Ces accidents peuvent présenter des caractères bien différents; les intestins quoique blessés peuvent rester contenus dans l'abdomen ou s'échapper, soit graduellement, soit tout-à-coup, par les plaies de l'abdomen. Les soins que réclame le malade ne sont plus les mêmes.

Si les parties blessées ne sortent pas, on ne peut se rendre compte de la gravité du mal qu'en examinant la direction de la plaie. Si le malade rend du sang par les vomissements ou par les selles; si les matières, muqueuses ou stercorales s'échappent, on voit aussi sortir par celle-ci les liquides ingérés et les substances alimentaires.

On a la certitude, dans le premier cas, que c'est la portion supérieure du canal digestif qui est affectée; dans le second, la blessure a lieu sur l'une des parties du gros intestin.

Les blessures internes du canal digestif sont toujours très-dangereuses; l'ouverture des intestins donne souvent lieu à un épanchement de matières stercorales liquides, sur les membranes séreuses qui s'irritent et où se produisent de violentes péritonites.

Quand l'ouverture de l'intestin est petite, les matières ne sortent pas ou peu, les viscères étant toujours serrés par la paroi abdominale. Assez souvent l'inflammation adhésive promptement développée suffit pour prévenir les épanchements.

Des coups de feu, des coups d'épée à travers l'abdomen, sont quelquefois guéris, quand la blessure a peu d'étendue et qu'elle est soignée avant que des phénomènes graves se soient produits. Le travail de la nature et la constitution du sujet contribuent beaucoup à la guérison.

Si la division n'a que deux ou trois millimètres, on passe un fil à travers le mésentère qui retient l'organe blessé près de la plaie extérieure, l'inflammation qui survient oblitère cette petite ouverture, ses bords contractent aussitôt des adhérences avec les parties voisines, et si, dans ce cas, un épanchement a lieu, il se porte au dehors, la solution de continuité se trouvant à l'orifice de la plaie.

Quelle que soit l'étendue de cette plaie, il est toujours prudent de pratiquer une suture. Celle que les anciens ont le plus souvent préconisée est la suture à surjet; pour l'opérer on rapproche les deux bords de la blessure et, avec une aiguille, on fait, en les perçant du même côté, un nombre de points proportionné à l'étendue des lèvres de la blessure.

Ledran employait la suture dite à anses; pour cela on prend autant d'aiguilles à coudre (munies chacune d'un fil non ciré) qu'on veut faire de points de suture; on traverse les deux lèvres de la plaie; l'on tord les fils jusqu'à leur partie moyenne, après avoir ôté les aiguilles; on rassemble tous les fils en un cordon, il en résulte un rapprochement des points de suture et un froncement de l'intestin qui diminuent l'étendue de la plaie.

On a encore employé pour les plaies des intestins et de l'estomac la suture à points passés; pour la pratiquer, on tient accolés l'un à l'autre les bords de la division, et au moyen d'une aiguille droite enfilée d'un double cordonnet ciré, on les coud d'un bout à l'autre de la plaie, en les perçant de part en en part, alternativement, de gauche à droite et de droite à gauche. La suture étant terminée, on réduit l'intestin et on fixe les bouts du cordonnet sur l'abdomen, au moyen d'un emplâtre, pour retenir l'intestin au niveau de la plaie extérieure.

Voici les principaux procédés qu'on emploie dans l'opération de l'anencéphalie. On ne doit pas trop multiplier les points d'aiguilles et les faire à trois ou quatre millimètres les uns des autres; l'aiguille doit toujours être dirigée obliquement et environ à deux ou trois millimètres des bords ds la plaie, afin d'éviter que le fil n'opère une trop prompte section de la paroi intestinale, ce qui arriverait incontestablement s'il était fixé au bord de la solution de continuité.

Quelques jours suffisent pour que l'intestin blessé contracte des adhérences avec les parties auxquelles il a été en quelque sorte uni; le fil dont on s'est servi pour la suture doit donc être retiré. On le coupe à l'un de ses bouts, très-près de la solution de continuité, et on le tire par l'autre, en même temps qu'on soutient les lèvres de la plaie, afin d'en prévenir les tiraillements.

Quand le tube intestinal est entièrement coupé en travers, ou atteint de gangrène, ou qu'on en a retiré une portion, on a souvent employé d'autres procédés pour l'opération; on a procédé par l'invagination, à l'exemple de Chopard et Boyer, en soutenant les parois intestinales au moyen d'une portion du tube introduite dans la cavité qu'elle forme. D'autres praticiens opèrent sans se servir d'aucun corps étranger.

Il faut, avant d'employer ce procédé, bien distinguer le bout gastrique du canal intestinal, et, pour éviter toute méprise, on fait prendre au malade de 40 à 50 grammes de sirop de violettes, et on a soin d'observer par quel bout sort le liquide, qui agit comme laxatif et dégage la partie supérieure du canal alimentaire. On prend une carte roulée de manière à former un cylindre, que l'on trempe dans l'essence de térébenthine, afin qu'elle s'altère moins à la chaleur; on se sert d'un fil ciré que l'on place au milieu de la carte roulée, et on la fixe avec deux points d'aiguille, de manière que ses bouts sortent à l'une des extrémités du tube, dont l'intérieur devra être libre. On place ensuite ce tube dans le bout supérieur de l'intestin, que l'on fixe sur lui au moyen des fils dont nous avons parlé plus haut. On emboîte ensuite cet appareil dans le bout inférieur de l'intestin, que l'on fixe sur l'autre, et on le traverse à son tour avec les mêmes fils, qui sont ensuite réunis et retiennent l'intestin près de la plaie extérieure.

On a aussi procédé à l'invagination intestinale sans se servir de corps étranger : on introduit le bout supérieur de l'intestin dans l'inférieur, et on l'y maintient à l'aide de deux points de suture; on repousse ensuite l'organe dans la cavité abdominale et près de l'ouverture de sa paroi.

D'après les recherches et les indications de Bichat sur la propriété vitale des tissus, on avait pensé que la membrane muqueuse du bout inférieur de l'intestin ne pourrait, à la suite de l'opération dont nous venons de parler, se réunir à la tunique du bout supérieur de cet organe, et on a même été jusqu'à dépouiller le bout qui est tapissé par la membrane interne, afin de faciliter son union, son recollement avec l'autre. Ce procédé, ayant été reconnu vicieux et inefficace, a été abandonné.

Afin de rendre l'*invagination* plus profonde et plus solide, quelques opérateurs ont voulu couper le mésentére du bout supérieur, pour le faire entrer plus facilement dans l'autre; il en est résulté des hémorrhagies mortelles dues à la présence en cet endroit de quelques vaisseaux sanguins. Si, en opérant, on a introduit dans l'intestin un cylindre pour soutenir ses parois, la guérison ne peut avoir lieu que par suite d'adhérences qui recouvrent ses deux bouts et unissent les liens à toutes les parties voisines; leur union est très-susceptible dans le commencement, c'est-à-dire avant la formation de ces adhérences, et la plus petite cause suffit souvent pour la détruire.

Dans les cas ordinaires on peut, après sept ou huit jours, si on s'est servi du cylindre, couper les fils près de la plaie, et celui-ci, poussé de haut en bas par la contraction de la membrane musculeuse intestinale, descend jusqu'à l'anus, et s'échappe; si l'on n'a pas fait usage de carte, on retire les fils comme dans la suture simple. Le malade doit être couché du côté opposé à la blessure, et de façon que les parois du ventre soient relâchées. On devra pratiquer sur le sujet des saignées, et les subordonner à ses forces et à la gravité de l'opération; on fera sur l'abdomen des applications émollientes que l'on renouvellera de temps en temps; on ne donnera au malade pendant quelques jours que des boissons délayantes, et on devra maintenir les parties blessées dans l'immobilité la plus complète, afin de donner le temps aux adhérences de se former, et pour empêcher l'inflammation de gagner tout le péritoine.

A la suite de péritonites plus ou moins fortes, il se forme souvent des adhérences entre l'épiploon, l'appendice cœcal ou quelques circonvolutions intestinales; ces phénomènes peuvent produire une constriction plus ou moins forte des intestins, lorsque ceux-ci s'engagent sous des membranes organisées en forme de brides, soit dans un nœud formé par un appendice cœcal, soit par un diverticule intestinal, où l'anse s'est entortillée, s'est tordue sur son axe de manière à oblitérer entièrement son canal.

Les malades atteints d'étranglement interne sont d'abord très-constipés; le ventre est ballonné, dur; les coliques, les hoquets, les vomissements de matières bilieuses au commencement, et bientôt stercorales, sont les premiers phénomènes; l'affaiblissement du sujet, d'abondantes sueurs froides, la pâleur, le refroidissement des membres, la contraction des muscles, enfin, tous les symptômes de étranglement se déclarent.

Souvent, les lésions des parties abdominales produisent des nausées, des vomissements et une forte constipation ; mais on remarque que ces accidents n'atteignent pas ce degré de violence que l'on rencontre, quand le cours des matières intestinales est arrêté, par un obstacle mécanique, les matières vomies deviennent promptement fécales ; c'est un signe caractéristique qu'il existe un étranglement interne. La cause de ces accidents remonte quelquefois à plusieurs mois, et elle est le plus souvent due aux fortes contusions, aux chutes, aux plaies, aux hernies anciennes, etc.....

Souvent on voit, sur les régions de l'abdomen, se dessiner des ondulations formées par les intestins au siége de l'étranglement.

Lorsque l'inflammation a lieu sur toutes les parties de l'abdomen, et qu'aucun caractère particulier ne vient en faire connaître le siége à l'opérateur, on doit visiter avec la plus grande attention toutes ces parties, de façon à diriger l'opération sur le siége du mal; l'incision que l'on pratique doit être assez large pour permettre de diriger les instruments avec aisance. L'incision du péritoine étant exécutée, l'opérateur introduit son doigt dans l'ouverture, et aussitôt qu'il s'est assuré de la cause de l'accident, il dirige vers lui un bistouri boutonné pour inciser la bride, et en ayant soin de préserver de l'instrument toutes les autres parties. Dans le cas où il serait impossible de découvrir l'étranglement, il serait prudent de porter au dehors toute la partie engorgée de l'intestin, et près de l'étranglement ouvrir l'organe, pour constituer *un anus anormal*, afin de permettre l'évacuation des matières fécales accumulées en cet endroit. L'opération étant terminée, on fait le pansement comme nous l'avons indiqué, et on maintient la paroi abdominale au moyen d'une large ceinture. Avec des soins intelligents, et une grande prudence, on arrive généralement à sauver le malade de ce grave accident, qui aurait amené infailliblement la mort sans cette opération.

HÉMORROIDES

Les *hémorroïdes* sont le résultat de la dilatation outre mesure des veines du rectum. Ces paquets variqueux déterminent souvent dans l'anus un écoulement de sang, qu'on appelle flux hémorroïdal; ils ont leur siége à l'orifice de l'intestin rectum; ils se forment de l'extérieur à l'intérieur : 1° de la peau ou de la muqueuse ; 2° de tissus épaissis, indurés, par la présence de matière amorphe, granuleuse, interposée aux faisceaux de fibres et les rendant très-adhérents ; 3° de ramifications des veines hémorroïdales, devenues variqueuses, c'est-à-dire qu'elles sont dilatées et pourvues de bosselures ampullaires, qui quelquefois forment une petite poche d'un côté de laquelle se jette une veine très-petite par rapport à elle, et près de laquelle on en remarque une autre de même volume ou à peu près. C'est par l'entrelacement des veines variant de volume, selon qu'elles sont peu ou beaucoup distendues et accompagnées d'ampoules, que se forment les tumeurs hémorroïdales, desquelles on voit s'échapper des veines très-dilatées, remontant le long du rectum. On remarque que la face interne de ces veines est lisse, leur paroi adhère aux tissus interposés, et fait souvent corps avec elle. On rencontre presque toujours, dans les dilatations ampullaires, des caillots de sang, noirâtres, durs, quelquefois incrustés de calcaire, et qui constituent l'oblitération de la veine en cet endroit.

Les hémorroïdes sont formées par les veines sous-muqueuses; le réseau superficiel n'exerce, à cet effet, aucune influence; il reste séparé des dilatations hémorroïdales par une couche représentée par le chorion muqueux aminci. On distingue les hémorroïdes en externes ou internes, selon leur siége; les externes occupent le pourtour de l'anus; tantôt il n'y en a qu'une seule, quelquefois, au contraire, elles sont très-nombreuses, réunies en grappes et formant une espèce de bourrelet circulaire;

elles sont décolorées, flasques dans leur état de vacuité. Les internes ne sont souvent que le résultat d'un boursouflement de la membrane muqueuse de l'extrémité inférieure du rectum, et sont causées par la fluxion sanguine; quand cette fluxion est légère, le malade éprouve une pesanteur plus ou moins douloureuse au siége; il n'y a pas de symptômes bien caractérisés; si, au contraire, elle est intense, le sujet ressent une forte pression exercée entre le *périnée* et l'anus; il y a presque toujours tuméfaction, écoulement muqueux ou sanguin.

La vie sédentaire, l'habitude d'être assis, la constipation opiniâtre, les grossesses réitérées en sont les causes les plus fréquentes.

TRAITEMENT DES HÉMORROIDES

Le traitement de cette maladie peut être palliatif ou radical. Le traitement palliatif consiste à suivre un régime doux, à s'abstenir d'une trop grande alimentation, de boissons excitantes, à prendre deux fois par jour des bains de siége, froids ou tièdes, à combattre la constipation, par des lavements au son, à la racine de guimauve, ou à la graine de lin et en prenant des purgatifs très-doux.

Lorsque les hémorroïdes sont très-douloureuses et accompagnées d'un flux abondant, on emploie les bains, les cataplasmes, les lotions et les bains froids, les injections froides astringentes, le repos absolu et la position horizontale.

Les tumeurs hémorroïdales sont quelquefois poussées en totalité hors de l'anus, et se trouvent étranglées par le muscle sphincter qui environne la partie inférieure du rectum. On doit en opérer tout de suite la réduction; les parties sorties sont enduites de cérat, de beurre frais ou d'huile, on exerce ensuite une pression douce et régulière; la réduction étant complète, on maintient les parties par un bandage spécial, ne se déplaçant pas, muni d'une petite pelote en ivoire ou en métal, de forme olivaire, et fermant exactement l'entrée anale. Dans certains cas, on voit ces tumeurs se développer, s'irriter, causer des douleurs violentes, continuelles ou intermittentes, troubler les fonctions, et affaiblir notablement le sujet, par suite de pertes abondantes et réitérées.

Arrivée à cette extrémité, cette maladie nécessite l'opération, plusieurs procédés ont été mis en usage : l'incision, la cautérisation et la ligature.

L'incision n'est applicable qu'aux tumeurs de peu de volume. Elle procure l'évacuation et facilite la réduction des hémorroïdes internes; elle peut être pratiquée avec le bistouri ou avec la lancette; elle ne produit qu'un soulagement de courte durée, attendu que ces tumeurs ne manquent jamais de se reproduire dans un temps plus ou moins long. L'incision n'est donc que palliative.

On emploie la cautérisation pour arrêter l'hémorrhagie qui survient souvent à la suite de l'excision.

Le procédé de M. Begin consiste à porter au dehors les hémorroïdes internes, au moyen d'un tampon de charpie qu'on introduit dans le rectum, et qu'on retire ensuite, de manière à faire saillir les tumeurs hémorroïdales ; on applique le fer incandescent, et quand l'escarre est suffisante on ôte le tampon.

On n'emploie guère la ligature que dans les tumeurs peu volumineuses, granulées, représentant pour ainsi dire de petites olives soutenues par des pédicules. Si ces tumeurs sont volumineuses, larges à leur base, ou qu'elles forment un bourrelet autour de l'anus, on passe sur toute la circonférence plusieurs anses de fil que l'on fixe séparément.

La ligature a souvent produit les plus funestes résultats, aussi est-elle généralement abandonnée.

Dans les hémorroïdes externes et d'après le procédé de M. Boyer, le malade est couché sur le bord du lit ; quand les tumeurs sont bien distinctes, on passe dans chacune d'elles une anse de fil, et on les retient avec un petit crochet à ce destiné. Si, au contraire, elles forment une espèce de bourrelet divisé lui-même en plusieurs parties, on passe une anse de fil dans chacune de ces parties, on saisit les deux extrémités du fil qui traverse la portion de la tumeur par laquelle on commence, et on la coupe à sa base avec le bistouri; on opère ainsi successivement toutes les parties où on a passé une anse de fil.

On doit, avant d'exécuter le pansement, faire faire des efforts au sujet, afin de permettre l'évacuation du sang qui s'est épanché dans le rectum pendant l'opération; puis on prend un linge que l'on dispose en forme de tampon enduit de cérat, on l'introduit aussi avant que possible dans le rectum, et on achève le pansement au moyen de petits bourdonnets de charpie retenus par des fils.

Quand on procède d'après Velpeau, afin d'éviter l'hémorrhagie et l'inflammation, on réunit les plaies des tumeurs hémorroïdales, on fixe au dehors avec une *érigne* toutes celles que l'on veut enlever, en les traversant chacune séparément par un fil. On coupe ensuite les tissus avec un bistouri, et on noue successivement tous les fils, et la guérison a lieu ordinairement au bout de douze à dix-huit jours.

CHUTE DU RECTUM

La chute ou *prolapsus du rectum* est simple ou compliquée; elle est simple lorsque la muqueuse peu adhérente aux autres tissus, descend de quelques centimètres et vient faire saillie à l'anus. Ce premier cas constitue en quelque sorte un dédoublement du rectum.

Cette chute est compliquée, quand le rectum, descendant tout entier, entraîne le péritoine et vient former au dehors une tumeur plus ou moins considérable.

La réduction dans l'affection qui nous occupe

n'est que palliative; la tumeur revient à son état primitif lorsque le sujet reste longtemps debout, qu'il fait de violents efforts, ou encore s'il va difficilement à la garde-robe. Si cette maladie est causée par un affaiblissement général ou accidentel, on devra se borner à la contention de la tumeur, qui pourra disparaître quand le sujet aura repris ses forces.

Pour opérer la réduction, on aura soin de bien laver la tumeur, puis on l'humectera d'huile d'olive, de cérat, ou de beurre frais, et on exercera à l'aide de l'indicateur de la main droite une légère pression, de façon à réduire progressivement la tumeur; après quoi, on appliquera un appareil propre à la conformation du sujet. Cet appareil se compose d'un ressort circulaire en acier, léger et flexible, se fixant par une courroie sur la région abdominale, et muni sur la région dorsale d'une petite tige en acier, longue de vingt à trente-cinq centimètres, présentant une courbure à sa partie inférieure à laquelle est adaptée une petite pelote convexe, en métal ou en ivoire, de façon à fermer l'entrée anale, et à empêcher la tumeur de ressortir.

On applique aussi quelquefois cette pelote sur une ceinture abdominale; la pelote se trouve alors maintenue par quatre sous-cuisses, deux en avant, deux en arrière; ce dernier moyen de contention est plus gênant et moins efficace que le premier.

Dans les cas ordinaires, on traite cette affection par les bains froids, les lotions froides, astringentes, les injections ; on doit éviter avec soin la constipation.

Les procédés opératoires comprennent l'excision, la cautérisation, et l'excision des plis rayonnés de l'anus.

On pratique l'excision de la manière suivante : on traverse la tumeur à sa base par plusieurs anses de fil qui la retiennent au dehors, on opère la section de la tumeur en avant des fils ; il est urgent de faire une ligature et de toucher avec le fer rouge les vaisseaux à mesure qu'on les ouvre.

En procédant par la cautérisation, on touche les différentes parties de la tumeur avec un cautère incandescent, qui amène la désorganisation des tissus en formant des escarres, qui empêchent le retour de nouvelles affections.

Ce procédé ne doit être appliqué que lorsque les tissus sont sains et de bonne nature.

En opérant l'excision des plis rayonnés de l'anus, afin de diminuer la circonférence de l'anus, et donner aux tissus sous-jacents plus de force, d'élasticité, Dupuytren proposa d'enlever autour de l'anus quelques plis. On saisit chacun de ces plis avec des pinces érignes, et on pratique l'*excision* avec des ciseaux courbes.

Cette excision est prolongée jusqu'à l'anus, afin que le resserrement des parties ait lieu sur une plus grande étendue.

En décembre 1869, nous fûmes appelé à donner nos soins à une dame de 75 ans. Cette dame, maigre et affaiblie par suite de l'âge, et par une toux chronique qu'elle avait depuis bon nombre d'années, était affectée d'un prolapsus du rectum; le gros intestin sortait et formait au dehors une tumeur de dix-huit à vingt centimètres de longueur. La malade, prise de maux de reins, de coliques, de diarrhées, ne pouvait ni retenir, ni régler ses selles, ni ses urines; la tumeur toujours soumise au contact des vêtements, des matières fécales, et de l'urine, présentait une inflammation extrême; elle ne rentrait que lorsque la malade s'asseyait, et lui causait des douleurs presque insupportables.

Nous fîmes prendre à la malade deux bains de siége, pour rafraîchir les parties déplacées, puis nous réduisîmes ces dernières et nous appliquâmes un appareil approprié à la circonstance, qui arrêta les maux de reins et tous les symptômes énoncés plus haut, et s'opposa à la sortie de la tumeur.

Chez les sujets bien constitués, on peut espérer une guérison jusqu'à l'âge de 45 ou 50 ans; passé cet âge, on doit se borner à apporter un soulagement à la maladie.

VARICES

Les varices résultent d'une dilatation outre mesure des veines, et de l'accumulation du sang dans ces vaisseaux ; elles ont une consistance molle, inégale, sinueuse, indolente, noirâtre, offrant souvent des nodosités; elles cèdent facilement à la pression, mais pour reparaître dès qu'elles sont laissées libres. On rencontre le plus souvent ces dilatations dans les veines hémorroïdales (elles prennent alors le nom d'hémorroïdes). Quand elles ont lieu dans les veines spermatiques, elles sont désignées sous le nom de varicocèles. On rencontre encore ces dilatations dans les veines du vagin et de la vulve pendant la grossesse, mais les plus fréquentes sont celles des membres inférieurs, lorsqu'elles surviennent lentement, et par suite de faiblesse résultant d'une maladie, ou d'une prédisposition naturelle. Si, au contraire, elles sont occasionnées par une fatigue, une chute, une contusion, une plaie, une marche forcée, etc., c'est par les branches anastomotiques qu'elles débutent.

On remarque souvent que la saphène s'atrophie vers le haut de la jambe, quand le muscle inférieur est atteint de varices. On rencontre plus communément les varices profondes que les varices sous-cutanées.

Le siége primitif de cette dilatation existe dans les veines profondes; de là, cette dilatation se porte de dedans en dehors, et gagne les veines sous-cutanées.

Les varices qui, au début, passent la plupart du temps inaperçues, peuvent, lorsqu'elles sont développées, devenir le siége d'accidents graves; la moindre marche, la fatigue, une simple course peut produire de l'engourdissement, une douleur, tantôt, sourde, tantôt vive et lancinante; enfin, toutes les causes susceptibles de produire une activité plus grande de la circulation dans les parties affectées, sont aussi celles d'un gonflement, d'une augmentation plus ou moins grande des veines. On remarque que la *turgescence* en se développant dans les capillaires, détermine dans le tissu cellulaire de l'empâtement, de l'induration par suite de la compression exercée sur les vaisseaux lymphatiques; les téguments infiltrés et distendus prennent une teinte violacée, tachetée, présentant souvent de petites bosselures. Le moindre frottement, une contusion, ou une simple fatigue détermine sur les tissus lamineux une ulcération. Les nodosités variqueuses usent, fatiguent et se développent au détriment des tissus qui les environnent.

L'*épiderme,* devenu très-mince en cet endroit, est pourvu d'une ou de plusieurs taches noires, luisantes, qui, par suite d'une fatigue, ou du plus léger frottement donnent lieu à une perforation, à laquelle succède une hémorrhagie qui provient presque toujours de l'artère du membre affecté. Dès qu'on a maîtrisé l'hémorrhagie, on doit appliquer le perchlorure de fer, placer horizontalement la partie malade, afin de diminuer la pesanteur de l'accumulation sanguine.

L'inflammation de la membrane interne des veines est une complication des varices; elle s'arrête quelquefois à la veine, mais le plus souvent elle affecte les parties voisines, qui, ainsi que les varices, deviennent dures, douloureuses, et causent un engourdissement dans tout le membre affecté. Dans le premier cas, cette phlébite se termine par le retour de la membrane interne des veines à leur état normal ; tandis que, dans le second cas, on voit très-souvent se produire une inflammation du tissu lamineux, et bientôt après un dépôt purulent.

Dans certains cas, on remarque que les varices sont accompagnées d'ulcères; cette complication des varices naît tantôt à la suite d'une petite perforation de la veine, qui s'étend rapidement, si le sujet marche beaucoup, s'il fatigue, s'il reste debout trop longtemps; d'autres fois, cette ulcération est occasionnée par une chute, un coup sur une ancienne cicatrice, dont le tissu est resté mince, faible, et s'ouvre après une grande fatigue ou à la suite d'une contusion.

On remarque que ces ulcères s'étendent surtout en largeur; leurs bords sont durs, engorgés; le centre de la partie ulcérée forme ordinairement une petite dépression ou enfoncement livide, tacheté ou violacé, contenant une matière purulente, de teinte grisâtre, répandant une odeur fétide. Fréquemment ces ulcères sont accompagnés d'inflammation et recouverts d'une couche gangréneuse. On combat cette inflammation par le repos absolu, et en faisant des applications émollientes sur la partie affectée, qui devra être placée horizontalement; et lorsque la partie malade reprend une teinte ordinaire, que l'écoulement purulent devient clair et de bonne nature, on applique de petites bandelettes de diachylon; enfin, quand la plaie est cicatrisée, on fait usage d'un bas lacé, en peau de chien, ou d'un bas élastique en tissu vulcanisé; on devra mettre pendant quelques temps une feuille de taffetas gommé ou de baudruche, afin d'éviter le frottement du bas sur la partie malade, qui, souvent reste longtemps sensible.

TRAITEMENT ET OPÉRATION DES VARICES

On a employé différents procédés pour obtenir la cure radicale des varices, qui sont la ligature, la cautérisation, l'injection au perchlorure de fer. M. Bonnet employait la potasse caustique, en l'appliquant sur le trajet de la veine, de façon à former une eschare, la cautérisation, qui se fait généralement sur plusieurs points et circonscrit les veines affectées.

Le procédé par le perchlorure de fer consiste à faire une ligature au-dessus et au-dessous du point où doit porter la ponction ; la ligature étant faite, on se sert d'un tube métallique ou de cristal, que l'on remplit de perchlorure de fer; on ponctionne la tumeur variqueuse avec le trocart muni de sa canule à laquelle on adapte, tout de suite, la seringue contenant le liquide que l'on introduit goutte à goutte dans la veine. On voit bientôt disparaître la couleur violacée de la peau, qui prend alors une teinte rougeâtre; de huit à quatorze heures après l'injection, se déclare une petite inflammation, qui se termine le plus souvent par induration, par suppuration, par des abcès, ou par la mortification. On remarque alors une décoloration de la peau à l'endroit de la ponction; l'épiderme devient un peu plus souple; la mortification ne cause ordinairement aucun accident grave.

Le procédé, par l'oblitération, de M. Davat, d'Aix, consiste à appliquer une bande compressive sur la veine saphène. Bientôt après se déclare un engourdissement, une pesanteur; trois ou quatre jours après, on enlève l'appareil; on applique ensuite au-dessus du genou une bande très-serrée pour produire un gonflement dans le tronc de la saphène, comme si on voulait procéder à une saignée de cette veine.

Les varices augmentent promptement de volume, on porte ensuite le pouce et l'indicateur de la main gauche, à dix ou douze centimètres au-dessus du genou pour saisir le *tronc de la saphène* et la peau. On fixe la pointe d'une aiguille ordinaire avec la main gauche, puis on la fait passer derrière la veine, de façon à faire ressortir la pointe aussi près que possible du point d'entrée. Cette première aiguille isole la veine des tissus profonds et facilite l'application de la seconde aiguille, que l'on place de la même façon sur la partie médiane du point soulevé, mais environ une ligne au-dessous. On l'implante en lui faisant traverser la peau, puis la partie antérieure et postérieure de la veine ; après quoi, on l'incline de façon à la faire passer au-dessous de cette dernière.

Enfin, on termine l'opération en faisant une couture sur les conduits variqueux qui se trouvent percés en quatre endroits par les deux aiguilles. Ces dernières sont maintenues dans cette situation par un fil que l'on serre en le fixant autour d'elles.

Ce célèbre opérateur a guéri un grand nombre de personnes affectées de varices, anciennes et très-développées, par ce procédé qui amène la cure radicale dans dix ou vingt-cinq jours.

MALADIES DES ORGANES GÉNITAUX

CHEZ L'HOMME

HYDROCÈLE

L'*hydrocèle* est une tumeur qui apparaît peu à peu dans les bourses; elle est formée par un amas de sérosité, soit dans le tissu cellulaire du scrotum, soit dans l'une des enveloppes du testicule ou du cordon des vaisseaux spermatiques. Dans le premier cas, c'est l'hydrocèle externe ou par infiltration; dans le second, c'est l'hydrocèle interne ou par épanchement.

Si la tumeur a lieu dans l'enveloppe du testicule, c'est l'hydrocèle de la tunique vaginale; elle est au contraire appelée hydrocèle enkystée du cordon spermatique, lorsque le liquide se trouve dans le cordon testiculaire. Cette tumeur est souvent produite par le froissement des testicules, par un coup, par une contusion sur ces organes, qui sont d'une extrême sensibilité; c'est dans ce cas une complication de l'*orchite* qui ne disparaît que par un traitement spécial et assez long.

On remarque quelquefois que l'hydrocèle persiste et augmente, même après la disparition de l'*engorgement testiculaire.*

On rencontre cette maladie chez les sujets de tous âges; les bourses sont longues; la tumeur ne conserve pas toujours le même volume. Lorsque le malade est couché et que l'hydrocèle est récente, le liquide passe quelquefois des bourses dans l'abdomen, mais il reparaît aussitôt que le malade est debout.

La tumeur formée par l'hydrocèle est oblongue, plus grosse en bas qu'en haut, descend jusqu'au fond du scrotum, enveloppe complétement le testicule au point de ne plus permettre de constater la présence de ce dernier.

Quelquefois cet organe se trouve à la partie postérieure et inférieure; dans ce cas seulement, il est possible de constater sa présence.

Dense ou molle, par suite de la plus ou moins grande quantité de liquide, la tumeur conserve ordinairement un moment l'empreinte du doigt qui la comprime, mais elle n'offre ni inflammation ni douleur.

Il n'est pas possible de confondre l'hydrocèle avec la hernie; celle-ci, à son début, paraît toujours à l'ouverture de l'anneau, tandis que la tumeur formée par l'hydrocèle se développe tout de suite au fond du scrotum.

L'hydrocèle enkystée, ou kyste spermatique, est une tumeur liquide siégeant ordinairement entre le testicule et l'*epididyme*, et causée par la rupture d'un tube *épididymaire* dilaté; elle atteint quelquefois un volume assez considérable, et contient un liquide blanchâtre contenant des *spermatozoïdes*. Dans les premiers temps elle se présente sous la forme d'une tumeur arrondie, fluctuante, de la grosseur d'une petite noix, placée à la partie supérieure du testicule auquel elle est adhérente ; plus tard elle augmente de volume et devient quelquefois douloureuse; elle possède alors tous les caractères propres à l'hydrocèle de la tunique vaginale, dont on ne peut la distinguer exactement que par la ponction.

L'hydrocèle spermatique peut exister chez le même sujet, avec une hydrocèle de la tunique vaginale du côté opposé.

L'hydrocèle pourra toujours être distinguée de la

hernie en faisant attention à son développement qui est d'ordinaire lent, et qui a toujours lieu de bas en haut. Il existe, entre l'hydrocèle et l'anneau, un espace libre dans lequel on remarque que le cordon n'a point augmenté de volume ; la tumeur est alors transparente. Sa dimension nevarie pas dans la situation horizontale, et il est impossible de la refouler dans l'abdomen. On pourra facilement s'en rendre compte en mettant le sujet dans une pièce sombre, et en prenant une lumière ; si, comme nous l'avons dit plus haut, la tumeur est transparente, on pourra constater qu'il y a une hydrocèle et non une hernie. Il est des cas où l'on pourrait confondre la cirsecèle et l'infiltration séreuse du cornon testiculaire, avec la hernie appelée épiplocèle ; il suffit, pour s'en rendre compte, de questionner le sujet afin de reconnaître les causes qui ont déterminé cette affection, et de la façon dont elle s'est développée. Dans le premier cas, la tumeur présente une résistance pâteuse, dans le second, des nodosités plus ou moins fortes.

On devra prêter toute son attention afin de bien distinguer, chez l'enfant, l'hydrocèle congénitale (ou de naissance), qui est la tumeur formée par le testicule lors de son passage à l'anneau du déplacement des viscères abdominaux. Il y a malheureusement beaucoup d'erreurs de ce genre ; nous avons souvent observé de graves accidents déterminés par les appareils compressifs, appliqués sans connaissance de cause, sur une hydrocèle congénitale, où il fallait employer le suspensoir qui aurait soulagé le sujet.

CURE ET OPÉRATION DE L'HYDROCÈLE

Cette maladie prise au début peut être promptement guérie par l'usage d'un bon suspensoir, et en faisant des applications d'eau blanche, des frictions d'onguent mercuriel, ou de pommade iodurée. Si la tumeur d'abord abandonnée pendant quelque temps à elle-même résiste à ces applications, il faut avoir recours à l'opération, qui est fort simple et peu douloureuse, mais elle n'est que palliative, et on est obligé de la réitérer deux ou trois fois par an; elle consiste en une ponction faite avec le *trocart*, le liquide s'échappe, et le malade peut vaquer à ses affaires le jour même.

La cure radicale s'obtient en injectant après la ponction un liquide irritant.

On pratique la ponction avec une lancette, ou avec un petit trocart ; le malade étant couché, on saisit la tumeur à pleine main, de manière à augmenter par la pression la tension des tissus ; la partie antérieure et inférieure de la tumeur doit être saillante entre le pouce et l'index de la main gauche. La main droite dirige l'instrument, et l'index de cette main limite la profondeur de l'incision, de façon à ne point atteindre le testicule. La tige de l'instrument est enlevée, et la canule maintenue en place pour l'évacuation du liquide et aussi pour empêcher l'épanchement du liquide dans le scrotum.

Lorsque le liquide est complétement évacué, on fait pénétrer une injection irritante qui détermine dans la tunique vaginale une inflammation adhésive, et procure au sujet une cure radicale.

Les injections sont composées, soit de vin chaud à 33 ou 34 degrés, soit de teinture d'iode, de 10 à 15 grammes d'iode pour 35 à 45 grammes d'eau ; on en remplit une seringue d'argent ou d'étain, la canule de cette seringue doit s'adapter exactement à celle du trocart. On dirige lentement le liquide irritant dans la poche qui contenait la sérosité et que l'on remplit de nouveau.

Aussitôt que la tumeur a atteint son volume primitif, on cesse l'introduction du liquide en retirant la seringue ; on applique tout de suite le bout du doigt sur l'orifice de la canule pour empêcher l'injection de s'échapper. Ce liquide est laissé environ cinq minutes dans la tunique vaginale. Dans le cas où cette injection serait insuffisante, et n'occasionnerait pas de douleur vive, on la fait évacuer; après quoi on en pratique une seconde, en procédant comme on l'a fait à l'égard de la précédente. Les malades ressentent une vive douleur le long des vaisseaux spermatiques, dans les testicules et dans les reins.

On doit veiller avec le plus grand soin à ce que, pendant l'injection, le liquide ne pénètre pas dans le tissu cellulaire des bourses, parce qu'il y causerait des accidents graves. On tiendra à cet effet la canule du trocart toujours en place.

L'opération terminée, on appliquera sur les bourses des compresses fortement astringentes. Un ou deux jours après l'opération, la tumeur s'enflamme, grossit, devient dure et très-sensible, des adhérences se forment bientôt, et, quinze à vingt-cinq jours après, la cure est complète.

VARICOCÈLE

On a donné le nom de *varicocèle* à une tumeur formée par la dilatation des veines du cordon testiculaire et du scrotum. Elle est molle, pâteuse, à nodosités; partant du bord supérieur du testicule et s'élevant jusqu'à la partie inférieure du canal inguinal qu'elle traverse, elle se prolonge souvent jusqu'à la *région lombaire*.

L'*état variqueux* se rencontre plus souvent que l'*état anévrismal*, les veines étant plus nombreuses que les artères. Ces vaisseaux, ainsi que nous l'avons déjà dit, traversent l'anneau inguinal, se dirigent de haut en bas, passent sur l'os pubis et soutiennent, avec l'aide du canal déférent, le testicule, qui remonte plus ou moins par les contractions du crémaster et qui reprend ensuite sa place normale quand ce muscle se distend et se relâche.

Les vaisseaux spermatiques ne sont pas d'égale longueur des deux côtés; dans l'état normal, le testicule droit descend un peu moins bas que le gauche; cette disposition rend plus facile le croisement des jambes et prévient les accidents qui résulteraient du froissement des testicules entre eux pendant la marche.

Lorsque la maladie est ancienne, cette différence de longueur des vaisseaux spermatiques est souvent très-grande. On remarque de petites masses dures, irrégulières, produites par le pelotonnement des veines et l'engorgement du sang que cause le défaut de circulation.

Il arrive souvent que le volume de la tumeur sur le testicule amène l'atrophie complète de cet organe.

Cette maladie affecte presque toujours le côté gauche, environ 995 fois sur 1,000.

On la remarque chez les sujets de tout âge; néanmoins, elle a lieu le plus ordinairement chez les hommes âgés de dix-huit à cinquante ans, et elle est déterminée le plus souvent par les causes suivantes : les longues marches, l'équitation, les contusions, les efforts violents, les abus des rapprochements sexuels, etc. Il y a certains sujets qui, par la structure et la faiblesse des vaisseaux, y sont naturellement prédisposés.

TRAITEMENT ET OPÉRATION DE LA VARICOCÈLE

Le traitement de cette affection consiste à porter dès le début un suspensoir, à faire des applications fortement astringentes sur les bourses et sur le trajet des vaisseaux spermatiques, à prendre des bains locaux froids; on emploie aussi la pâte de Vienne, le chlorure de zinc; il est bon aussi de prendre du repos, d'éviter les plaisirs vénériens, qui, pendant la contraction spasmodique, déterminent la dilatation des vaisseaux, font affluer le sang vers les parties génitales et l'y laissent accumulé par suite de la faiblesse qui a lieu immédiatement après l'action.

Si la varicocèle est ancienne et volumineuse, et qu'elle résiste à ce traitement externe, on a recours à l'opération, qui est alors du domaine *de la chirurgie*. Elle consiste dans l'application de deux fils d'argent passés l'un en avant, l'autre en arrière des veines, et tordus chaque jour de façon à enrouler entièrement la dilatation variqueuse.

Le premier temps de l'opération consiste à passer l'aiguille munie d'un fil d'argent derrière les veines du cordon spermatique. Le fil et l'aiguille traversent les bourses, guidés par le pouce et l'index qui ont d'abord séparé les veines du *canal déférent ;* ce dernier a été porté vers la cloison des bourses et en arrière ; les veines sont poussées en avant, en dehors, et réunies vers un pli de la peau. On passe ensuite une autre aiguille moins forte, également pourvue d'un fil d'argent, dans le premier trou d'aiguille et en avant des conduits variqueux, de manière que ceux-ci soient pris entre deux fils. On commence ensuite à tordre les extrémités des fils ; la torsion n'agit d'abord que sur eux ; ils forment une anse qui contient les veines et qui les serre de plus en plus. Le premier mouvement de torsion réduit le plexus veineux à l'état de cordon. Si on veut continuer la torsion, les deux fils se resserrent de plus en plus, et forment un cordon offrant une certaine résistance en tournant sur son axe ; ce cordon métallique entraîne dans son mouvement de rotation les deux fils qui le composent. Le canal déférent est tout à fait en dehors de l'enroulement et reste derrière les fils.

Les veines ont donc un point fixe du côté de l'abdomen, qui ne cède pas, tandis que leur extrémité inférieure fait corps avec le testicule, qui peut être mobile et déplacé. Cet organe est donc légèrement porté en haut, vers l'abdomen ; plus on fait de tours, plus il est élevé.

On devra laisser les fils couper la peau, afin d'opérer la division des veines superficielles qui sont étrangères au cordon, mais qui rampent entre lui et la peau. Les principales veines, en s'enroulant sur les fils, entraînent une grande quantité de petits vaisseaux qui ne sont pas compris dans la ligature ordinaire.

D'après le procédé de Breschet, on applique sur le trajet des vaisseaux variqueux deux pinces en métal, que l'on resserre au moyen de vis de pression ; il s'ensuit une section des parties molles et des veines.

Avant d'appliquer les pinces, on a soin de faire marcher le sujet, ou on lui fait prendre un bain chaud afin de dilater les veines. Le canal déférent et l'artère épigastrique devront être séparés avec soin des parties variqueuses, afin de ne point être compris dans la portion étranglée.

On reconnaît toujours le canal déférent à sa dureté, et à la sensibilité douloureuse que la compression de ce canal fait éprouver au malade. On doit comprendre dans les pinces toutes les veines variqueuses; ces pinces doivent être placées à deux centimètres l'une de l'autre, en commençant par la supérieure; elles amènent la cicatrisation plus ou moins vite, selon le degré de compression.

Le procédé de Raynaud consiste à passer, au moyen d'une aiguille courbée, une *anse de fil* derrière le paquet variqueux, et on ramène le fil de façon que le trou d'entrée et celui de sortie soient éloignés de deux centimètres; les deux bouts de l'anse sont fortement serrés sur un cylindre de linge; la division des vaisseaux a lieu ordinairement du quinzième au vintgième jour.

Ricord isole le cordon variqueux et le saisit dans un pli de la peau; il passe une première anse de fil derrière ce cordon; une seconde anse est passée au devant des veines, et par la même ouverture que la première, mais dans une direction opposée ; le conduit variqueux se trouve donc pris entre deux anses de fil; on engage ensuite les bouts libres de l'un dans l'anse de l'autre, que l'on tire pour embrasser et serrer les veines sous la peau.

En procédant d'après Velpeau, on réunit les veines dans un pli de la peau, puis on passe une épingle sous les parties variqueuses, et on fait ensuite la *ligature simple*.

Le paquet variqueux peut aussi être pris entre deux épingles, l'une en dessus, l'autre en dessous; deux *sutures entortillées* sont fixées sur chaque épingle ; ou bien encore, on réunit les épingles au moyen d'un fil passé au-dessous de leurs extrémités; la varicocèle se trouve ainsi comprimée entre ces deux épingles.

SARCOCÈLE

Cette maladie est ordinairement causée par un coup, ou par forte compression exercée sur le testicule et qui produit l'engorgement de cet organe; le sang, la lymphe, sont souvent retenus dans leurs vaisseaux et occasionnent le *squirre* et même le *cancer* du testicule.

Cette affection n'attire l'attention des malades que lorsqu'elle a acquis un certain volume, qui alors produit dans les vaisseaux spermatiques des tiraillements presque insupportables.

Le *sarcocèle* est indolent au début, la forme du

testicule n'est pas sensiblement altérée; ensuite, il s'arrondit un peu, sa surface est lisse, sa consistance assez ferme; les téguments sont sains et mobiles; peu après, la masse morbide se ramollit; il se forme à son niveau des bosselures larges, fluctuantes; des douleurs vives, des élancements se font sentir; la peau s'altère au niveau de ces bosselures, devient adhérente, et de grosses veines apparaissent. Le volume de la tumeur augmente rapidement et devient quelquefois considérable. Dans certains cas, le sarcocèle envahit le cordon et aussi les ganglions lombaires; il a souvent son siége à l'épididyme.

Dans les tumeurs cancéreuses du testicule, on remarque un grand nombre de kystes; tantôt ils sont assez petits et assez rapprochés pour que la coupe n'en vide qu'un certain nombre, et que ceux qui restent à la surface donnent aux tissus l'aspect *colloïdal*; dans d'autres circonstances, ils sont plus écartés les uns des autres, et sont séparés par un tissu grisâtre un peu apparent.

Les tumeurs cystiques du testicule ayant leur siége dans l'épididyme, n'atteignent pas toujours les tubes du testicule même; ces tumeurs offrent l'aspect d'un assemblage de tubes semblables à ceux de l'épididyme, aussi bien dans la tumeur primitive, que dans celles qui se forment ensuite dans les ganglions lymphatiques.

Dans les tumeurs qui n'ont leur siége qu'à l'épididyme, le testicule se trouve sur l'un des côtés de ces tumeurs. La forme de l'organe est changée ; il est plus ou moins aplati, étalé à la surface de la tumeur, et séparé d'elle par la portion de la membrane fibreuse qui correspond à l'épididyme.

Cette tumeur atteint quelquefois les deux côtés ; on la reconnaîtra facilement à sa consistance, et à l'augmentation du testicule.

En apportant un peu d'attention, on ne pourra confondre le sarcocèle avec la varicocèle, ou avec l'hydrocèle, il suffira de se rappeler les symptômes propres à chacune de ces affections. Le sarcocèle n'est réductible, ni par la position horizontale du malade, ni par le taxis ; le sujet doit être soumis à un traitement spécial.

TRAITEMENT ET OPÉRATION DU SARCOCÈLE

L'opération du sarcocèle consiste à mettre à nu les vaisseaux spermatiques au moyen d'une incision longitudinale, de quatre à six centimètres, que l'on pratique près de l'anneau inguinal; l'artère épigastrique et les artérioles sont isolées, liées par deux ligatures : Maunoir employait ce procédé.

Dans l'affection qui nous occupe, on pratiquait autrefois la castration, procédé généralement abandonné de nos jours. En suivant ce procédé, on fait une incision au devant de la tumeur; en partant de l'anneau inguinal, on divise la peau de haut en bas, dans le sens du plus grand diamètre de la tumeur. Si la peau du scrotum n'est point adhérente à celle-ci, il suffit de la tenir en dehors et en dedans pour faire sortir la tumeur à travers la peau; si, au contraire, la tumeur offre quelques adhérences, on pratique la dissection, en ayant soin de ménager l'urètre et le testicule; lorsque ce dernier est sain au milieu de la tumeur, la portion de peau qui est altérée doit être excisée.

La tumeur dégagée des téguments ne tient plus qu'au cordon dont on opère la section en même temps que l'on lie les vaisseaux.

Si le cordon est coupé d'un seul coup, il se rétracte en entraînant avec lui les vaisseaux, dont l'orifice n'est plus accessible aux instruments; plusieurs opérateurs ont proposé de lier le cordon en masse avant la section, ou bien encore de le retenir à l'aide d'un ténaculum, pendant le temps que dure l'opération.

ÉPIDIDYMITE

Cette maladie est causée par l'inflammation de la *muqueuse urétrale*; elle se manifeste souvent lorsque l'écoulement du *pus blennorrhagique* diminue, soit sans cause connue, soit après une longue fatigue, un exercice d'équitation un peu longtemps soutenu, un froissement du testicule et du cordon, ou une contusion sur cet organe, etc. L'inflammation ne se manifeste que lorsque la blennorrhagie a gagné la portion prostatique de l'urètre; elle envahit quelquefois assez rapidement la muqueuse du canal déférent. Elle atteint rarement les deux testicules en même temps. Cette inflammation est souvent précédée d'un peu de chaleur vers la région prostatique et le col de la vessie ; une vive douleur se manifeste au testicule et le long du cordon ; l'organe est très-sensible à la pression; vers le cinquième ou le sixième jour, la douleur diminue, la peau qui était rouge et épaisse, reprend peu à peu sa couleur et sa souplesse ; il en est de même du tissu sous-jacent, qui, presque toujours, s'épaissit par suite de *l'infiltration de sérosité. L'épididyme* peut être seulement bosselé, mais le plus souvent il est le siége de la tuméfaction et devient très-volumineux. Dans certains cas, on remarque que le testicule et l'épididyme enflammés atteignent le volume du poing. La tunique vaginale est souvent assez le siége d'un *épanchement séreux* qui augmente la tumeur. Cette affection dure de huit à trente jours, rarement plus. A mesure que le gonflement diminue, la douleur perd de son intensité. L'épididyme reste gros, bosselé et présente une petite tumeur *ou induration* à sa partie inférieure. Cette induration persiste souvent des mois entiers, quelquefois des années, mais rarement toute la vie : elle oblitère le canal déférent, et tant qu'elle dure, le sperme, sans diminuer de quantité, est dépourvu de spermatozoïdes, et les sujets sont par conséquent stériles si l'épididymite a été double.

TRAITEMENT ET OPÉRATION DE L'ÉPIDIDYMITE

Le traitement de cette affection consiste en cataplasmes émollients sur la tumeur, grands bains chauds, et quelques ponctions ou mouchetures avec une lancette sur les bourses, surtout lorsqu'il y a épanchement de liquide dans la tunique vaginale; ces ponctions ou mouchetures font cesser immédiatement la douleur; lorsque le testicule est tuméfié, il doit être atteint par la ponction. On doit, outre ces soins, faire usage de boissons adoucissantes et rafraîchissantes, ne pas prendre de café, ni de vin pur, ni de liqueurs alcooliques, porter un suspensoir et prendre du repos, et même la position horizontale si cela est possible; enfin s'abstenir des rapprochements sexuels pendant toute la durée de la maladie et même pendant quelque temps après la guérison.

ORCHITE

Cette inflammation du testicule, qu'on a aussi nommée *didymite,* est quelquefois causée par la rétention du fluide séminal; mais, le plus souvent, elle est due aux excès vénériens ou à une pression, à un coup violent exercé sur le testicule. On la rencontre aussi souvent chez les sujets atteints de blennorrhagie.

Au début, le malade ressent une *pesanteur au scrotum;* à ce symptôme succède bientôt un gonflement, une chaleur très-prononcée; la douleur devient alors très-vive et rend tout mouvement presque insupportable; dans la plupart des cas, le gonflement envahit le cordon en même temps que le testicule, ce qui donne lieu à des hoquets, à des vomissements, etc.

L'inflammation dure souvent assez longtemps quand le malade a négligé de se soigner ou quand il s'est beaucoup fatigué.

L'orchite *varioleuse* est causée par une inflammation de la *séreuse testiculaire,* ou quelquefois par une inflammation avec dépôt plastique vers la queue de l'épididyme. Le premier cas présente tous les symptômes de la vaginalite, qui sont : inflammation d'une membrane séreuse, tuméfaction, rougeur, fluctuation, sensation de frottement. Le deuxième cas est caractérisé par un dépôt *fibrineux vers la queue de l'épididyme ;* on le distingue du précédent, en ce que les douleurs sont plus vives, plus lancinantes, à la moindre pression, au moindre frottement des habits; la tuméfaction est peu volumineuse; elle est située vers la partie inférieure du scrotum, en arrière du testicule, et fait souvent corps avec l'épididyme. On ne rencontre ni douleur, ni tension sensible de la peau.

Dans le troisième cas de l'orchite varioleuse, on trouve la vaginalite et le dépôt fibrineux vers la queue de l'épididyme ; c'est une complication de tous les symptômes que l'on constate dans les deux premiers cas.

La tuméfaction est plus considérable et présente plusieurs masses que l'on distingue facilement sous la peau ; les douleurs sont plus vives que dans les deux premiers cas.

Les symptômes varient suivant que l'inflammation atteint seulement le testicule, ou qu'elle affecte les organes qui y correspondent. Si l'inflammation est simple, on sent une tuméfaction du testicule ; le simple toucher occasionne des douleurs insupportables ; si, au contraire, il y a complication, l'inflammation a lieu dans la membrane séreuse, et alors, il y a, outre la tuméfaction, chaleur et douleur très-sensible au frottement.

TRAITEMENT DE L'ORCHITE

Le traitement de cette affection consiste en saignées, cataplasmes émollients, bains, boissons délayantes, laxatifs doux; on fait quelquefois usage d'une infusion composée de feuilles de jusquiame, belladone, de digitale, que l'on applique en compresses sur les bourses; on emploie aussi, mais rarement, les frictions mercurielles.

Le malade doit éviter tout excès, garder autant que possible le lit, et porter un suspensoir même quelque temps après la guérison.

On agira prudemment, en s'abstenant pendant quelque temps des rapprochements sexuels.

MALADIE DES ORGANES GÉNITAUX

CHEZ LA FEMME

ULCÉRATIONS DE LA MATRICE

Les ulcérations de la matrice sont presque toujours précédées de l'inflammation chronique de cet organe. L'ulcération négligée peut amener des désordres graves, tels que le squirre, le cancer, etc.

Les ulcères granuleux sont de petites tumeurs irrégulières siégeant dans la cavité du corps de l'utérus et quelquefois dans celle de son col; elles ont ordinairement le volume d'un grain de chenevis et quelquefois plus gros; elles ont une consistance molle, élastique. Ces végétations, parsemées de vaisseaux assez déliés et visibles à l'œil nu, présentent une couleur rosée.

On remarque que la cavité utérine acquiert plus d'ampleur; le tissu de l'utérus semble diminuer d'épaisseur et se ramollir vers la région affectée; leur surface présente tantôt de petites saillies, plus ou moins confluentes, qui la font ressembler à la surface d'un vésicatoire agissant depuis plusieurs jours; tantôt à des saillies plus considérables, plus arrondies, plus serrées, ressemblant à de petits bourgeons charnus.

On traite les granulations par la *cautérisation* avec le nitrate d'argent. On prend à cet effet un porte-caustique que l'on introduit dans la cavité utérine, et on laisse fondre le caustique sur les différentes parties malades.

On a préalablement la précaution d'amener toutes les fongosités au dehors.

Les ulcères fongueux sont des ulcérations larges, offrant à leur surface des espèces de mamelons volumineux, fongueux, ayant quelque analogie avec les bourgeons des plaies suppurantes, et saignant au moindre attouchement. Quand les ulcérations présentent ce caractère, on remarque que le vagin et le col de l'utérus sont presque toujours atteints de congestion plus ou moins forte.

Arrivées à la deuxième période de la grossesse, les

femmes atteintes d'ulcération ne doivent pas être cautérisées, l'avortement résultant souvent de la conséquence de l'opération.

Les ulcérations de la matrice ont lieu assez communément dans les grandes villes; les femmes ressentent des douleurs sourdes, brûlantes, dans le dos, dans les reins, dans les cuisses et dans les aines, des palpitations de cœur, un trouble dans la digestion; ces accidents sont presque toujours suivis de pertes utérines blanches ou rouges. Les ulcères sont souvent une cause de stérilité; on fait prendre aux malades des injections astringentes ou alumineuses; si ces moyens sont insuffisants, on doit employer la cautérisation en nitrate d'argent, en crayon, ou en dissolution.

On préviendra souvent ces affections en faisant usage d'injections rafraîchissantes, composées d'une infusion de cerfeuil, de bains de siége adoucissants, en évitant autant que possible l'état sédentaire, en faisant de longues courses matin et soir. Il est aussi urgent, en pareil cas, de ne pas trop fatiguer les organes génitaux par le coït.

Cette maladie, négligée, peut donner lieu au cancer et, par suite, déterminer les plus graves accidents.

LEUCORRHÉE OU FLUEURS BLANCHES

La leucorrhée, que l'on nomme aussi catarrhe, est une inflammation de la membrane muqueuse de l'utérus, et surtout de son col et du vagin, accompagnée d'un écoulement muqueux, blanc ou jaunâtre, ou quelquefois verdâtre, selon le degré d'inflammation.

Cette maladie débute souvent par une irritation peu prononcée; elle affecte particulièrement les femmes d'une constitution faible, lymphatique, celles qui sont d'un tempérament nerveux et irritable, celles qui habitent les grandes villes, les climats froids et humides, qui mènent une vie molle et licencieuse, qui font un usage trop fréquent des bains chauds, qui fréquentent les bals, les théâtres, où on ne respire qu'un air vicié, celles qui prennent une alimentation trop excitante ou de mauvaise qualité, qui font un usage habituel du café au lait, ainsi que du laitage, d'épices, des fruits verts, des boissons acides, alcooliques; les digestions laborieuses, la constipation, les lavements irritants, l'usage des chaufferettes, la position constante assise, le manque d'exercice, les trop grandes fatigues, les chagrins, les passions tristes, les violentes émotions, les irrégularités dans la menstruation, l'abus des plaisirs sexuels, les titillations ou chatouillements volontaires et abusifs des organes génitaux, sont autant de causes qui produisent la leucorrhée.

La plupart du temps cette maladie s'établit insensiblement: les femmes ressentent une douleur dans le vagin, dans l'hypogastre, dans les lombes et dans les cuisses, des tiraillements dans l'estomac, de la langueur et des troubles dans la digestion; elles sont atteintes de pâleur; les parties génitales deviennent bientôt flasques, flétries et ardoisées; la malade est grêle, chétive, sans force, sa peau est d'un blanc de cire, ou de couleur blafarde; les yeux sont entourés d'une auréole bleuâtre, le dessous de la paupière est souvent boursouflé ; tout annonce une organisation délabrée. L'appétit se perd, les digestions deviennent difficiles, et bientôt surviennent les palpitations, les gastralgies, les gaz, les étouffements, enfin un affaiblissement considérable dans la constitution du sujet, lorsque la leucorrhée est abondante.

On remarque que le col est tuméfié ; il devient quelquefois variqueux ; la muqueuse du vagin s'excorie, se détériore. Cette maladie, lorsqu'elle est ancienne et abondante, peut conduire aux plus funestes conséquences ; elle peut produire des ulcérations, une inflammation du col de la matrice et même le cancer, terrible maladie, contre laquelle la science est restée jusqu'ici et restera probablement encore longtemps impuissante.

La durée de la leucorrhée est indéterminée ; elle cesse quelquefois d'elle-même, mais rarement ; elle persiste souvent des années, et même toute la vie chez certains sujets. Les révolutions de l'âge, les changements dans la manière de vivre, un exercice bien réglé, une habitation salubre, font quelquefois cesser subitement les flueurs blanches.

Au début, on combat cette affection par les injections rafraîchissantes, et ensuite légèrement astringentes, par une bonne nourriture, par la tranquillité morale, par les exercices modérés, par des bains de siége froids ou tièdes, aromatiques, astringents, trois ou quatre fois par jour, et d'une durée de dix à quinze minutes, par les injections alumineuses, etc.

Dans la bonne saison, les dames affectées de flueurs blanches prendront des bains de rivière ou de mer, si leur position le permet ; elles devront s'abstenir des rapprochements sexuels. Lorsque la maladie est ancienne, qu'elle est passée à l'état chronique, et qu'elle résiste aux moyens que nous venons d'indiquer, le sujet doit être soumis à un traitement, à un régime spécial, qu'on ne peut prescrire qu'après un examen préalable de la constitution du sujet, et du degré de son affection.

MÉNORRHAGIE OU HÉMORRHAGIE UTÉRINE

La *ménorrhagie* est un écoulement de sang menstruel trop abondant au point de gêner la santé; on a aussi employé le nom de ménorrhagie, pour désigner toute espèce d'hémorrhagie utérine abondante, soit que ces pertes aient lieu pendant la période de la menstruation, ou dans l'intervalle. Tantôt la ménorrhagie est occasionnée par une lésion interne de l'utérus, et alors la perte sanguine est mêlée de matières purulentes; tantôt elle est due à la chlorose prolongée. Elle est aussi, dans certains cas, provoquée par une trop forte constitution, un tempérament sanguin.

On rencontre souvent cette affection à l'âge critique, par suite de grandes fatigues, telles que la danse, l'équitation, le chant, les bains de siége chauds souvent répétés, les surexcitations, les chagrins, etc. La plupart du temps, avant ces pertes, les malades ressentent un malaise général, une pesanteur, des douleurs dans le bassin et dans les reins, de fortes démangeaisons dans les parties génitales; aussitôt que la ménorrhagie commence, ces phénomènes disparaissent ordinairement; les malades doivent garder le lit, et prendre la position horizontale.

Le traitement de la ménorrhagie peu abondante consiste à faire usage d'injections froides, astringentes, de purgatifs légers, de boissons acidulées, de lotions froides sur les reins et sur l'abdomen. Lorsque ces pertes sont très-abondantes et qu'elles résistent à ce traitement, on fait prendre à la malade du sirop de ratahnia, de fleur d'oranger, en y ajoutant deux ou trois grammes de perchlorure de fer; on tient, sur les reins et sur l'abdomen, des compresses imbibées de chloroforme fortement étendu d'eau, dans les proportions de quatre ou cinq grammes de chloroforme pour cent grammes d'eau. Si ces moyens sont insuffisants, on procède au tamponnement; on fait de petites mèches de charpie, liées chacune avec un fil, on les imbibe de perchlorure de fer, et au moyen d'un spéculum qui dilate le canal vaginal, et, au besoin, le col de l'utérus, ces mèches sont portées à l'entrée de celui-ci; les fils qui les lient sont laissés assez longs, et dépassent les parties génitales externes, afin de pouvoir être saisis pour retirer le tamponnement, lorsque l'hémorrhagie est arrêtée.

La malade doit garder l'immobilité et la position horizontale pendant deux ou trois jours, et le repos absolu pendant une dizaine de jours.

Les hémorrhagies violentes sont quelquefois occasionnées par une chute, par un coup; mais le plus souvent, elles sont dues aux surexcitations des parties génitales par l'abus des plaisirs vénériens.

MÉTRITE ou INFLAMMATION DE LA MATRICE

Cette affection, qui est caractérisée par une douleur vive et déchirante, une chaleur brûlante, s'étendant de l'hypogastre aux lombes, au sacrum, au vagin; par le gonflement, la dureté et la sensibilité de l'orifice utérin, du vagin et de la vulve; par la suppression des règles, du mucus utérin, des fonctions des organes voisins, la constipation, les sentiments douloureux de tension et de constriction dans la région de l'anus, avec des envies continuelles d'aller à la garde-robe sans pouvoir y parvenir; des douleurs dans les cuisses et dans le tronc; des vomissements, une fièvre intense sont aussi des symptômes de cette maladie. Les femmes ont souvent un écoulement d'un blanc visqueux ou sanguinolent; la face est pâle, les yeux cernés, l'abdomen est douloureux à la pression; souvent aussi on remarque des crises nerveuses très-prononcées. Il est rare que ces phénomènes n'amènent pas la fausse couche ou un accouchement prématuré.

La métrite négligée et passée à l'état chronique peut amener l'ulcération, le squirre et même le cancer de l'utérus; le plus souvent cette phlegmasie a lieu après les couches. Cependant on la rencontre quelquefois chez les jeunes filles; les causes les plus ordinaires sont les contusions, les déchirements de la matrice dans les accouchements laborieux, la suppression brusque des règles, l'abus des plaisirs vénériens pendant la grossesse.

Le traitement de cette maladie consiste en saignées locales ou générales, en boissons aqueuses, mucilagineuses ou amylacées, en bains tièdes, en injections adoucissantes, en applications émollientes; une nourriture très-légère et le repos absolu sont nécessaires.

OVARITE ou INFLAMMATION DES OVAIRES

On rencontre le plus souvent cette affection après un accouchement laborieux, après les fausses couches, ou par suite de la suppression des écoulements qui surviennent immédiatement après l'accouchement. Les chutes, les plaies, les contusions, la menstruation, la suppression brusque des règles, un refroidissement, etc., peuvent encore produire cette maladie.

Cette inflammation peut atteindre les deux ovaires ou un seulement; elle est ordinairement annoncée par des douleurs dans l'excavation du bassin, s'étendant vers les lombes et aussi vers les aines et les cuisses.

On remarque souvent sur l'un des côtés de l'ovaire une tumeur qui, à mesure qu'elle s'accroît, se rapproche de la ligne médiane et s'élève un peu au-dessus du détroit supérieur.

On rencontre des femmes chez lesquelles le travail d'ovulation aux époques menstruelles est accompagné d'une inflammation qui peut produire les effets les plus funestes; cette inflammation de l'ovaire peut donner lieu dans l'intérieur de l'organe à une collection purulente; on remarque dans certains cas des adhérences irrégulières de l'organe, la déformation des pavillons, l'obturation des trompes, phénomènes qui causent presque toujours la stérilité incurable.

Dans les cas ordinaires, la santé n'est pas notablement altérée, la menstruation a lieu régulièrement; assez souvent, les pertes blanches sont très-abondantes, surtout les jours qui suivent les règles.

Cette inflammation peut se produire tout à coup, après quelques évacuations des phénomènes intérieurs formés par la masse du sang et qui précédent l'hémorrhagie capillaire; elle s'étend de l'ovaire aux ligaments larges et à la matrice.

Les symptômes de cette objection sont caractérisés par une forte chaleur dans le bassin, douleurs sur l'un ou les deux côtés du ventre, pouls assez fréquent, soif continuelle, dégoût pour les aliments, souffrances aiguës en urinant.

De sensibles modifications dans la constitution du sujet accompagnent cette maladie ; on constate l'affaiblissement, la maigreur, la pâleur ; la peau prend une teinte jaune, les fonctions digestives sont troublées; surviennent la suppression ou le dérangement du travail menstruel, les pertes blanches, etc.

On doit, aussitôt que l'on s'aperçoit de cette inflammation, faire prendre à la malade des bains entiers chauds, faire des applications émollientes sur toute la partie abdominale, des lavements à la guimauve, de légers purgatifs, exercer sur le ventre une douce pression au moyen d'une ceinture abdominale.

Il est urgent de prendre un peu de repos, de se nourrir d'aliments légers et sains, et de s'abstenir pendant quelque temps des rapprochements sexuels.

ATTESTATIONS

ATTESTATIONS

Paris, 10 mars 1867.

Je soussigné, certifie avoir été guéri par **M.** Creuzot, bandagiste, 72, boulevard de Sébastopol, d'une hernie que j'avais au côté droit depuis neuf ans ; j'ai été radicalement guéri après 85 jours de soins de **M.** Creuzot, que j'autorise à publier mon certificat.

BALUT,

26, rue Vendôme.

Paris, 25 mai 1867.

M. Creuzot, je vous adresse mes remercîments sur la manière heureuse dont j'ai été guéri par vous, d'une hernie que j'avais depuis longtemps ; deux mois et demi de votre procédé m'ont suffi pour la guérison totale. Je vous prie de faire part de ma lettre à ceux qui douteraient du résultat de ma guérison.

Er. Th.

223, rue Saint-Denis.

Meaux, 2 mars 1867.

Je viens vous prévenir des résultats obtenus sur ma hernie. Je suis parfaitement guéri de cette terrible maladie, qui me faisait beaucoup souffrir et m'inspirait de grandes inquiétudes, depuis dix ans que j'en étais affligé.

Enfin, je suis guéri ; je vous donne donc ce certificat avec plaisir, et vous pouvez le publier si vous le jugez convenable.

J'irai vous voir, et vous remercierai de vive voix à mon prochain voyage à Paris.

Je vous prie d'agréer mes sincères remerciements et mes civilités.

M. Martin.

Paris, 16 mars 1867.

Je certifie avoir été guérie par M. Creuzot d'une descente de matrice, que j'avais depuis cinq ans, par suite de mauvaises couches : cela me fatiguait et faisait naître chez moi bien des craintes.

Femme B....

45, rue de la Paix, Batignolles.

Paris, 10 décembre 1867.

M. Creuzot, je vous remercie des soins que vous avez eu la bonté de me donner, et qui ont amené la guérison de ma hernie, que j'avais depuis sept ans au côté gauche, par suite d'une chute en montant sur un comptoir. Après bien des années, je désespérais de pouvoir me guérir, plusieurs personnes m'ayant dit que la hernie était incurable. Lorsque le hasard m'a conduit chez vous, je ne croyais pas y prendre mon dernier bandage, car il faut vous dire qu'il y a longtemps que je ne le porte plus, et je n'ai rien ressenti depuis.

Mais je vous serais reconnaissant de m'avoir tiré d'une aussi triste position.

Vous pouvez publier ma lettre.

MONJAUD,

148, rue Mouffetard.

Nogent, 19 août 1868.

Permettez-moi, Monsieur, de venir vous présenter ma sincère reconnaissance ; je ne puis que vous féliciter de votre infaillible procédé, qui m'a radicalement guéri de cette grave infirmité, que j'avais depuis mon jeune âge. Après avoir porté si longtemps ce maudit bandage, que je ne croyais, du reste, jamais quitter, malgré que vous m'ayez dit, qu'au bout de quelques mois je m'en dispenserais bien. En effet, depuis quatre mois, je ne porte plus rien et je n'ai rien ressenti.

On ne saurait donner trop de retentissement à votre heureuse invention. Je vous prie, à cet effet, de publier ma lettre si vous en avez l'accasion.

V. Massin.

Paris, 14 novembre 1868.

J'étais, comme bien d'autres, loin de croire à la possibilité d'une guérison, et maintenant je remercie la Providence de m'avoir conduit chez vous. Je suis allé vous voir pour la première fois au mois de janvier dernier, et depuis le mois d'août, je ne porte plus aucun bandage ; la forte hernie que j'avais est entièrement disparue, grâce soit rendue à vos soins intelligents. Je vous serais, Monsieur, toujours reconnaissant.

J. Maudins,
46, route d'Orléans.

Paris, le 11 janvier 1868.

Monsieur,

Je viens, par la présente, vous annoncer ma guérison complète, grâce à vos bons soins, et à vos conseils, que j'ai fidèlement exécutés; après une guérison radicale, je crois de mon devoir de venir vous remercier, et je puis dire que, depuis trois mois que je suis entre vos mains, je suis parfaitement guéri de ma hernie, que j'avais depuis quatre ans.

F. B.

182, rue Saint-Martin.

Paris, le 15 mars 1868.

Je certifie que M. Creuzot, bandagiste, 72, boulevart de Sébastopol, a guéri mon fils d'une hernie inguinale, qu'il avait au côté droit depuis cinq ans.

Dans l'intérêt de l'humanité, j'autorise M. Creuzot à donner à ma lettre toute la publicité qu'il jugera convenable.

P. Vuillet,

251, rue Saint-Martin.

Paris, 17 décembre 1866.

Je serais heureux si je puis vous être agréable en vous adressant ce certificat. Je soussigné, certifie avoir été atteint d'une hernie inguinale du côté droit depuis l'âge de vingt-deux, c'est-à-dire depuis douze ans, et avoir été radicalement guéri par le procédé de M. Creuzot, bandagiste ; trois mois de ses soins m'ont procuré une cure radicale.

Je lui donne la présente attestation pour lui servir au besoin.

E. L.

27, avenue de La Motte-Piquet.

Ce 11 novembre 1868.

Monsieur,

Je vous adresse ci-joints mes remerciements, au sujet de l'heureuse guérison que m'a promptement procurée votre procédé, votre système. J'ai été parfaitement guéri après quatre-vingt jours; depuis plus de deux mois ma hernie n'a pas reparu, et je cesse l'usage du bandage.

Je vous prie de recevoir mes vifs remerciements et de compter sur mon éternelle reconnaissance; je vous salue.

Barden jeune,

Route de Nogent.

Paris, 4 juin 1867.

Je viens, monsieur, vous remercier de m'avoir guéri d'une hernie que j'ai portée pendant quatre ans ; deux mois et demi de vos soins ont changé complétement ma situation, de sorte, qu'aujourd'hui, je suis entièrement guéri.

S. D.

69, rue Saint-Victor, Jardin-des-Plantes.

Paris, 25 avril 1867.

Monsieur,

Je me fais un grand plaisir de vous informer de l'état dans lequel je me trouve actuellement, relativement à mes hernies. J'étais affecté de cette terrible maladie depuis quinze ans, c'est-à-dire depuis l'âge de vingt-cinq ans ; je souffrais beaucoup, surtout aux changements de temps, et quand je marchais, quelques heures de suite, j'éprouvais des maux de reins, des coliques, et, par suite, mes hernies devenaient grosses comme un œuf de poule, et celle du côté droit descendait souvent daus les bourses.

J'ai commencé le 4 janvier et fini le 11 mars, c'est donc au bout de soixante et un jours de vos soins que j'ai obtenu une guérison radicale.

Vous pouvez donner à ma lettre toute la publicité que vous jugerez convenable.

Je vous prie, Monsieur, de vouloir bien agréer les respects et les remercîments de votre reconnaissant serviteur,

J. Saulnier.

48, rue Bonaparte.

Neuilly, le 10 janvier 1868.

Monsieur CREUZOT,

Je viens vous informer que je suis parfaitement guérie de ma descente que j'avais depuis douze ans, par suite d'une couche laborieuse; trois mois de vos soins m'ont guérie, de sorte qu'aujourd'hui, je ne porte ni ceinture, ni pessaire, et je ne ressens nulles souffrances, nulles fatigues; c'est donc vous dire combien ma situation s'est améliorée, moi, qui ne pouvais faire de courses, ni même aller en voiture sans éprouver de terribles douleurs.

Je vous prie de recevoir toute ma reconnaissance.

Femme Baron.

Monsieur,

Je viens vous annoncer une heureuse nouvelle; mes deux hernies que j'avais depuis bon nombre d'années sont entièrement disparues, depuis trois mois que vous me donnez des soins. Il m'est déjà arrivé de ne pas mettre mon bandage de toute une journée, de tousser, et je n'ai rien senti.

Vous pouvez joindre mon certificat au grand nombre que vous avez déjà.

J'ai l'honneur de vous saluer et vous remercie sincèrement.

Jacquet,
Avenue du Bel-Air.

Ce 19 octobre 1868.

Monsieur,

Après avoir reçu vos soins pendant deux mois et demi, j'ai été parfaitement guéri de mes hernies qui dataient de longues années aussi ; je ne saurais trop louer votre procédé, et engager toutes les personnes atteintes de cette infirmité d'avoir recours à vous. J'ai commencé en avril ou en mai 1867, et il y a bien six ou sept mois que je ne porte plus vos appareils ; vous pouvez, au nom de l'humanité, publier ce certificat.

Je vous remercie vivement, et vous salue.

CHAUDIN, à Clichy.

Versailles, 9 décembre 1867.

Monsieur,

Après bien des années de souffrances et d'ennui, après avoir usé de tous les systèmes de bandage sans obtenir le moindre résultat, pas même la contention parfaite, je suis joyeux de pouvoir vous annoncer que, depuis quelques mois, je ne porte plus d'appareil, et je n'ai plus rien ressenti depuis. Cependant j'ai tous les jours beaucoup de fatigues par mes occupations. Je vous autorise à publier cette attestation, si vous le jugez convenable et je vous salue.

BRÉDOIX,

Avenue de Paris.

Monsieur, depuis à peu près trois mois, ma femme a, comme vous lui avez dit, mis de côté son appareil, et elle ne se ressent nullement de sa descente de matrice, qu'elle a portée pendant au moins huit ans; elle avait cette blessure par suite d'une mauvaise couche; plusieurs médecins lui donnaient pour tout espoir qu'elle devait porter toute sa vie sa ceinture sans devoir prétendre à une guérison.

Monsieur, c'est avec bonheur que je vous apprends que ma femme a changé, depuis quelque temps, complétement de situation; elle est maintenant bien gaie, bien portante et toujours de bonne humeur; son caractère est bien modifié, et elle est heureuse de se joindre à moi pour vous témoigner notre profonde reconnaissance.

F. M...,

Avenue du Bel-Air, à Saint-Mandé.

Paris, 1er novembre 1868.

Je certifie, avec gratitude, que M. Creuzot a guéri avec complète réussite mes deux fils, dont l'un âgé de dix ans, atteint d'une hernie inguinale depuis neuf ans, c'est-à-dire du berceau; et l'autre, âgé de quinze ans, atteint de deux fortes hernies inguinales depuis cinq ans; ce dernier examiné par M. le Dr *Friedreich*, célèbre professeur à l'Université d'Heidelberg, a été déclaré radicalement guéri.

Deux mois et demi de soins ont suffi pour obtenir ces résultats.

GUSTAVE KELLER,

4, rue de Borda, et 63 bis, rue de Turbigo.

Paris, 4 février 1870.

Je soussigné, avoir été guéri par M. Creuzot, bandagiste, 72, boulevard de Sébastopol, d'une hernie scrotale que j'avais au côté gauche depuis deux ou trois ans, et qu'aucun bandage ne pouvait contenir. J'ai été radicalement guéri, après trois mois et demi des soins de M. Creuzot, que j'autorise à publier ma lettre.

N. F...,

9, rue de Suresne.

Paris, 12 janvier 1870.

Je certifie que par suite du traitement de M. Creuzot, auquel je dois une éternelle reconnaissance, je suis parfaitement guéri d'une hernie que j'avais au côté gauche depuis trois ans.

A. H...,

rue de l'Arc-de-Triomphe, aux Ternes.

En raison du peu d'espace qui nous reste, nous sommes obligé de ne porter qu'un très-petit nombre de certificats, et de les inscrire sommairement.

M. Louis L..., de Péronne (Sommes). 28 ans, hernie inguinale. 1867.

M. B... 38 ans, rue Chapon. 1868.

Mme Crumère, deux hernies inguinales, datant de trois ans. 1869.

Mattazot, à Melun, une hernie inguinale de trois ans. 1868.

M. Thomet, à Versailles, une hernie qui datait de cinq ans. 1867.

Madame M..., 172, faubourg Saint-Denis, affectée d'une descente de matrice depuis douze ans. 1867.

M. Gordelle, rue de Clichy, atteint d'une hernie inguinale depuis huit ans. 1868.

M. R..., 137, rue Saint-Martin, atteint d'une hernie inguinale depuis cinq ans. 1867.

M. N..., 12, rue Bouchardon, d'une hernie inguinale depuis cinq ans. 1867.

M. V. M..., 26, rue des Moineaux, atteint d'une très-forte hernie scrotale depuis huit ans. 1867.

M. M..., d'une hernie inguinale, côté gauche, depuis cinq ans. 1867.

M. G. J..., 45, rue d'Amsterdam. 38 ans, atteint de deux hernies inguinales depuis cinq ans. 1868.

Madame Rondelle, 33, rue Tronchet, affectée d'une hernie inguinale depuis treize ans. 1868.

M. N..., à Frenoy, atteint d'une hernie inguinale depuis sept ans. 1867.

M. G..., à Vincennes, atteint de deux hernies inguinales depuis cinq ans. 1868.

M. Delors, rue du Cherche-Midi, atteint de deux hernies inguinales depuis trois ans. 1868.

M. Perrin, à Vitry, atteint d'une hernie inguinale depuis deux ans. 1868.

Mme Sagnier, à Courbevoie, atteinte de deux hernies inguinales depuis huit ans. 1868.

M. Larue, à Versailles, atteint d'une hernie inguinale depuis trois ans. 1868.

M. N..., 22 ans, atteint d'une hernie scrotale. 1867.

M. R..., 55 ans, à la Ferté-sous-Jouarre, atteint d'une très-forte hernie. 1867.

Je soussigné, certifie que M. Creuzot m'a guéri d'une descente de matrice que j'avais depuis quatre ans par suite de couches. J'avais complétement perdu mes forces depuis que cette malheureuse maladie m'était arrivée; mais depuis ma guérison j'ai retrouvé toutes mes forces et mon agilité, et n'ai plus besoin de ceinture ni pessaire.

F. L. Charlin,

Grande-Rue, à Batignolles.

Ce 15 octobre 1869.

Monsieur,

Depuis trois ans que M. Saulnier a été guéri par vous, et qu'il m'a engagé à aller vous voir, j'avais négligé pendant longtemps de le faire; je ne regrette qu'une chose, c'est d'avoir conservé ma hernie plus longtemps que je n'aurais dû le faire.

Enfin, je suis bien guéri depuis longtemps, et comptez que je me ferai un devoir et un plaisir de donner votre adresse à toutes les personnes que je saurai atteintes de hernies.

En publiant ma lettre, vous rendrez service à l'humanité.

Je vous salue, et irai vous voir à mon prochain voyage à Paris.

MONGEY,

A Troyes.

Châlons-sur-Marne, le 3 octobre 1869.

Il y a déjà longtemps, monsieur, que je devais aller à Paris pour vous voir; mes occupations ne m'en ont pas donné le temps. Aussi je viens vous remercier et vous dire que je suis parfaitement guéri de ma hernie; je ne ressens plus rien : il y a quatre ou cinq mois que je ne porte plus mon bandage.

Vous pouvez, si vous le jugez convenable, faire publier cette lettre.

MARTINET jeune.

Châtillon, le 19 juillet 1869.

M. Creuzot, il y a longtemps que je n'ai eu le plaisir de vous voir, mais je me fais un plaisir de vous annoncer que je suis entièrement guéri de la triste affection, qui m'incommodait depuis sept ans, en me causant des maux d'estomac, des coliques et des tiraillements continuels.

Grâce soit rendue aux bons soins que vous m'avez donnés ! je ne fais plus usage de mon appareil depuis longtemps, et malgré mes travaux fatigants et durs, je n'ai ressenti aucune fatigue.

Dans l'intérêt des personnes qui souffrent, je vous engage à publier cette lettre.

Je vous salue et vous remercie sincèrement.

E. Jossin.

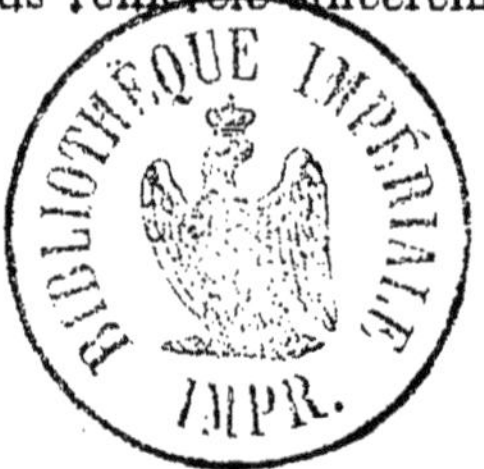

TABLE

CHAPITRE Ier

CHAPITRE II

CHAPITRE III

CHAPITRE IV

CHAPITRE V

CHAPITRE VI

CHAPITRE VII

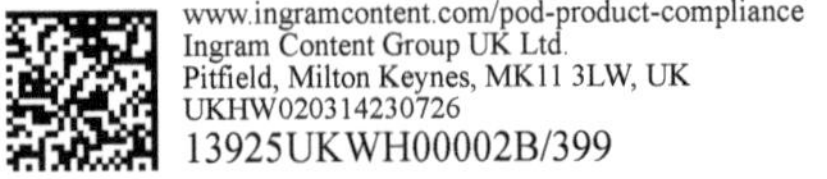
www.ingramcontent.com/pod-product-compliance
Ingram Content Group UK Ltd.
Pitfield, Milton Keynes, MK11 3LW, UK
UKHW020314230726
13925UKWH00002B/399

9 782019 236304